艾油灸耳

张　伟　编著

上海浦江教育出版社
（原上海中医药大学出版社）

图书在版编目(CIP)数据

艾油灸耳/张伟编著.—上海：上海浦江教育出版社有限公司,2019.12
ISBN 978-7-81121-614-1

Ⅰ.①艾…　Ⅱ.①张…　Ⅲ.①艾灸—基本知识
Ⅳ.①R245.81

中国版本图书馆 CIP 数据核字(2020)第 006866 号

上海浦江教育出版社(原上海中医药大学出版社)出版发行
社址：上海海港大道 1550 号上海海事大学校内　邮政编码：201306
分社：上海蔡伦路 1200 号上海中医药大学校内　邮政编码：201203
电话：(021)38284910/12(发行)　38284923(总编室)　38284910(传真)
E-mail：cbs@shmtu.edu.cn　URL：http://www.pujiangpress.cn
上海商务联西印刷有限公司印装　上海浦江教育出版社发行
幅面尺寸：140 mm×203 mm　印张：2.625　字数：68 千字
2019 年 12 月第 1 版　2020 年 3 月第 1 次印刷
责任编辑：倪项根　封面设计：刘　严
定价：38.00 元

前　言

人说：求医不如求己。每个人都可以主宰自己的健康，关键是要在"治未病"上下功夫，坚持保健为先，努力激活自己身上固有的"无所不在、无时不在、随取随用、用之不竭"的潜能，以自己的身体为中心，为自己当一辈子的好医生。

人说：善灸者福。艾灸，是几千年来逐渐积累、不断完善的中医瑰宝。艾灸，是防病治病、提高人体自身免疫力的最好方法之一。艾草精油，是艾草的植物精华。施行艾油灸耳，比传统艾灸来得更简单、更直接、更有效，是一种常年可用的保健新方法。

人说：耳朵是个倒置的胚胎。于是，我就把耳朵视作胚胎，简称"耳胚"。如果仅把耳朵当作耳朵，我们就很难理解耳朵的重要，会"亏待"耳朵。如果把耳朵视作胚胎，我们就会理解耳朵对于生命的重要，定会"善待"耳朵。要施行艾油灸耳，就要将自己的耳朵视作自己生命的胚胎，持续激发耳胚的原动力，让耳胚继续生长。耳朵越长，寿命越长。

人说：水滴石穿。水滴为什么能穿石？关键在于日复一日的坚持。做事切忌半途而废，切忌急功近利，只要每天坚持艾油灸耳，锻炼耳胚，就能激发自身潜能，产生自我修复的功效。

祈愿本书对诸位读者的健康有所裨益。

目　录

激活自身

艾草精油

全息耳胚

艾油灸耳

激 活 自 身

圣人不治已病治未病，
不治已乱治未乱。

——《黄帝内经·素问·四气调神大论》

一、依靠强大的自身

人体是一个高度精密的生物体，隐藏着防病治病的巨大自愈能量。记得在20世纪70年代，我上小学三年级的一个夏天，我的大腿根部的一个毛囊感染结块，并已开始发炎化脓。村里有一个姓朱的爷爷，他长着很长的指甲，在我手指的每个关节处按压了近一个小时，并在毛囊肿块顶端处贴了块蚕豆般大小的胶布，半夜时分神奇的事情发生了，毛囊中的脓水自动向外溢出，一两天后毛囊肿块自愈了。我儿子上小学时，屁股上也长了个毛囊肿块，结果吃药打针，折腾了10天有余。去年我碰到朱姓爷爷的孙子，他说爷爷已“走”了十几年，手艺基本失传了，他说这种手指关节按压叫“走销”。还有去年的初冬，和我一起外出招商的同事一早起床说偏头痛发作了，他说痛得一个晚上都没有睡好，还说这是遗传的，他父亲也是偏头痛，准备到楼下买止痛药吃。我说你先别着急，把鞋脱了，把脚伸过来，于是我在他大脚趾背面关节处整整捏了3分钟，奇迹发生了，偏头痛消失了。我将这两个事例告诉大家，无非想说明一点，就是人一旦患了小毛小病，一般都能在自己身上找到治愈的办法。相信自身，依靠自身，激发自身的抗病力，这是人世间最好的药。

二、走进“天人合一”的自然

人是大自然的精灵。我一直认为，世界上最伟大的化学家是自然。你想想，在同样的土壤、阳光、空气和水的情况下，不同的种子就能长出完全不同的有机物质，而正是这些千差万别的有机物质，对人体具有完全不同的功效。化学家的伟大很难赶上一颗种子的伟大。前两年，我的血压开始高了，收缩压156 mmHg，舒张压96 mmHg，我相信自然，在听取了南京中医药大学郁教授的建议后，我自己种植了绞股蓝和杜仲，用绞股蓝和杜仲叶泡水喝，3 个月见效了，收缩压降到128 mmHg 左右，舒张压降到 86 mmHg 左右。后来我做了深入了解，知道绞股蓝是高血压的克星，杜仲叶对原发性高血压有特效，但杜仲叶喝多了胃里有烧灼感，可改用三七花与绞股蓝组合，效果也不错。我切身体会到，遇到病，特别是慢性病，不妨到大自然中去寻找解决方案，特别是药食同源的单味草药。对我们人体而言，这种药既能调节身体，又能防病治病，没有明显的毒副作用。在我们长三角地区，有许多药食同源的单味草药有治病的特效，比如抗病毒的鱼腥草、消痈保肝的蒲公英、降糖止痢的马齿苋、利尿祛湿的车前草、行气和胃的紫苏、散瘀利胆的活血丹、利湿护肝的垂盆草等。

三、相信中医的顺应自然

中医非常强调辨证施药，平衡阴阳，扶正祛邪。对许多久治不愈的病，如果找到合适的中药方子，有时效果极佳。就拿我来说，自 2013 年开始，我连续三年的春季，感觉气管不适，早上起床后咳嗽不止，眼冒金星，气管部位有胀感。尝试了很多办法，效果都不佳。甚至吃了一种玄胡索制成的粉剂，有可能因为剂量过大，结果发生了呼吸困难，睡眠中有几次出现窒息感，内心压力很大。经人建议我去看一个老中医，老中医一番望闻问切之后开了这样一个方子：荆芥 10 克，前胡 10 克，白前 10 克，焯苦杏仁 10 克，浙贝母 10 克，紫菀 15 克，化橘红 6 克，连翘 10 克，百部 10 克，甘草 3 克，桔梗 6 克，芦根 10 克，紫苏子 10 克，海浮石 10 克。我连续服用了 5 天，自我感觉也不见效果。于是，我在这个方子中挑出了 7 味药：化橘红 6 克，桔梗 6 克，白前 10 克，甘草 3 克，芦根 10 克，前胡 10 克，焯苦杏仁 10 克，并将上述 7 味药分成两份，采用大型号保温杯冲泡方式代茶饮，喝了两天治疗效果就非常明显；喝了一周，气管病就痊愈了。仔细想想，古代没有保温杯，中药都是煎煮，这一过程中,中药中很多具有挥发性的有效成分易挥发,而保温杯泡茶饮有效减少了有效成分的挥发,中药茶饮成了顺应自然的新方法。

四、认清西医的超越自然

西医能让大家普遍接受,自然有他的科学性和合理性。西医的特点是定量、精准、见效快。对炎症性高烧等内科疾病、骨折等外科疾病,西医有它的优势。而对于病毒性疾病、免疫性疾病、慢性病等,中医的疗效就比较明显。我有一位姓沈的朋友,他做了肝癌切除手术后,到天津找了个老中医吃了一段时间中药,现在已经8个年头了,活得很健康。

在抗病力的建立上,违背自然不如顺应自然,顺应自然的最好办法是挖掘自身潜力。而自身潜力最集中的表达来自基因,来自先天的胚胎,胚胎后天集中的表达就是我们的全息耳胚。艾油灸耳刺激耳胚,有利于全面提升我们的抗病力,带来强身健体、延年益寿的效果。

艾草精油

产于山阳，采以端午。
治病灸疾，功非小补。

——《蕲艾传》

一、艾草

艾草，是自然界中的一个宝。在中国的医药史和文化史上，都有着深远的影响。艾草，别名艾蒿、灸艾、香艾等。多年生草本，植株有浓烈香气，生长分布广，除极干燥与高寒地区外，全国各地几乎都有生长。艾草常见于路旁河边及山坡等地，无需多少人工呵护，始终生机勃勃，显示出极强的生命力。

1. 艾草的药用价值

艾草，堪称医家之草。艾草味苦、辛，性温，入脾、肝、肾经。《本草纲目》记载：艾以叶入药，性温，味苦，无毒，纯阳之性，通十二经，具回阳、理气血、逐湿寒、止血安胎等功效。历代医籍记载为"止血要药"，治月经不调、经痛腹痛、流产、子宫出血，又治风湿性关节炎、头风、月内风等，又治老年慢性支气管炎与哮喘，煮水洗浴可防治产褥期母婴感染疾病，或制药枕头、药背心，防治老年慢性支气管炎或哮喘及虚寒胃痛等。艾草有特殊的香味，具有驱蚊虫的功效。现代实验研究证明，艾草具有抗菌及抗病毒作用，平喘、镇咳及祛痰作用，止血及抗凝血作用，镇静及抗过敏作用，护肝利胆作用等。

2. 艾草的食用价值

艾草，是一种很好的食物。早春采摘鲜嫩的艾草叶子和芽，可以当作蔬菜来食用。嫩艾草熬汁，制成艾草青团、艾草糍粑、艾草肉丸、艾草饺子等，可增强人体对疾病的抵抗力。也可将嫩艾草晒干制成艾草茶叶，泡水热饮，灭菌消毒。艾草还可用于烹饪菜肴：母鸡艾草汤——将老母鸡1只洗净切块，艾草一小把、生姜数片一起煮汤食用；艾草蛋——将艾叶、鸡蛋洗净，一同放入锅中，加适量盐、酱油及清水煮沸，鸡蛋煮熟后去壳再入锅，煮6分钟食蛋。

3. 艾草的文化价值

民谚说:“清明插柳,端午插艾。”每至端午节之际,家家将艾条插于门楣、悬于堂中,以防蚊虫,避邪驱鬼。艾草制成的艾绒,也是制作印泥的主要原料。

二、艾灸

艾,来自远古,大地之恩赐。灸,源于太阳,上苍之馈赠。艾灸,是“有病治病、无病强身”的精妙之术,是老祖宗传给我们的中医瑰宝。长期坚持艾灸,可激发人体正气,增强机体抗病能力,使人精力充沛,自古有云:“知艾者福,善灸者寿。”

1. 艾灸,提高人体自愈力的有效方法

宋朝太医窦材在《扁鹊心书》中写到:“夫人之真元乃一身之主宰,真气壮则人强,真气弱则人病,真气脱则人亡。”中医几千年的实践经验告诉我们,艾灸是增强、提高和复原人体自愈力最好的方法之一。自愈力,是我们人体与生俱来的自我防御、自我修复、自我复原的能力。从人生命形成的那一刻起,我们人体固有的“随身医生”——自愈防护系统,便在我们的身体里落户了。艾灸的作用,本质上就是提高、复原、保护我们体内原本就有的、与生俱来的自愈力,保护我们体内的“随身医生”,使之发挥最大作用,让我们少生病、不生病。

2. 艾灸,扶阳立命的有效手段

艾灸,是补充人体阳气的最佳措施。艾为纯阳植物,加上灸的物理作用,艾灸有通经络、活气血、调理内分泌、祛风散寒、消炎止痛等功效。在几千年的中医文化中,阴是指人的形体,阳是指人体具有的能量,人的一生就是一个阳气由弱而盛、由盛而衰的过程。

阳气充足，人就会健康长寿。随着年龄的增长，人体的机能也在日渐衰退，阳气不断地亏损，以致手脚冰冷、风寒湿痛、冷热交替、阴阳失衡。通过艾灸产生的热力以及药力，对经络穴位进行温热性刺激，可以起到调和气血、疏通经络、扶阳固脱、回阳救逆的作用。灸通灸透之时，阴阳自然平衡，身心自然健康，达到了经络通畅、气血充盈的状态，精力充沛的好身体自然会到来。

3. 艾灸，治愈久病的有效医术

久病不愈的人，往往阳气弱，体内寒湿重。施以艾灸，通经活络、祛湿散寒，靠人体自身调理，只要补足人体修复所必需的气、血、津液等，自身免疫力逐步提升，久而久之，大多数慢性病就会自愈。艾灸治疗慢性病，需要较长时间，需要打持久战，只有长时间的坚持，才能灸通上下，畅开左右，逐步进入吃好睡好佳境，久病必会自愈。

三、艾草精油

艾草精油，是从艾草的叶子、茎中提取的物质，是艾草的植物精华，是通过蒸馏法或溶剂提取法萃取的挥发性芳香物质，一般为浅黄色或绿黄色。后面一种提取方法有时候会有化学物质遗留，使用相对较少。

1. 艾草精油的蒸馏提取

提取艾草精油的过程，就是提取艾草精华的过程。采取蒸馏法提取艾草精油时，蒸馏前应先检查和清洗蒸馏设备，对蒸馏器、冷凝管、油水分离器进行清洗后加以空蒸，排除器具上的残存异味。然后，在锅内加水，水面距离蒸垫约 20 厘米。将已晒过的艾草全株均匀投入锅中，中间松紧适度，周围适当压紧，顶部呈圆头形。盖上锅盖，往连接处的水封槽内加满水，往冷凝桶内加满水，放置好盛满水的油水分离器后，开始点火蒸馏。在蒸馏两小时左右后，以流出的液体澄清、油花极小时为蒸馏终点，停止烧水，出料取油。艾草出油率很低，艾草精油稀少，相对有些昂贵。好在艾草复方精油的加工过程中，艾草精油的用量相对较少，占比不高，艾草复方精油的价格较低，普通家庭完全消费得起。

2. 艾草精油的功效

艾草精油，用火蒸馏取得，阳性十足，功效明显，作用不亚于艾灸。艾草精油，有以下几种功效。

（1）理气血、促循环。气是人的生命之源，血为人的基本营养物质，气血充足，人体才有旺盛的生命力。艾油可以补气养血，促进人体微循环，充分调动人体全身气血的运行，以实现延年益寿的功效。

（2）温经络、去寒湿。经脉是气血运行的通道，寒湿等病邪侵犯人体后，往往会闭阻经脉，导致生病。施用艾油打通经脉，气血畅运，以治疗寒凝血滞、经脉痹阻所引起的各种病症。

（3）抗菌消炎、扶正祛邪。艾油有明确的抗菌、抗病毒作用，长期使用艾油，正气存内，邪不可干。人的抵抗力有效提升，疾病则不易产生。

（4）调整阴阳，提升正气。人体阴阳平衡、正气充沛，身体就健康。阴阳失衡，则疾病缠身。施用艾油，有调节阴阳的补益作用，可让失衡的阴阳恢复平衡，让不足的正气复原。

此外艾草精油在镇咳化痰、强壮脏腑、消炎化瘀等方面也具独特功效。

3. 艾草精油的使用

根据时间长短，艾草精油可分为艾草新油和艾草陈油。根据不同配比，艾草精油可分艾草单方精油与艾草复方精油。因艾草单方精油特别是艾草纯新油对人体皮肤灼伤明显，故建议采购已同基础油（小麦胚芽油、杏仁油、橄榄油等）混合的艾草复方精油使用。取适量艾草精油涂在所需部位，以打圈按摩、捏取按摩等手法，至精油被肌肤彻底吸收，可长期使用。接下来我们将重点探讨艾油在耳胚上的使用。

全息耳胚

耳者，宗脉之所聚也。

——《黄帝内经·灵枢·口问》

一、耳是人先天的胚胎

在受精卵分化为体细胞的过程中,每个体细胞都获得了与受精卵相同的一套基因。因此,自身的耳朵与自身的胚胎生命信息一致,耳朵就是人体的全息胚。

1. 耳同子宫里“倒置的胎儿”

胎儿头部朝下,臀部朝上,躯干在中。全息胚理论认为:耳朵是个全息胚器官,是人体全身各器官的缩影。与头面脑部相应器官的全息穴区在耳垂和对耳屏;与上肢相应的器官的全息穴区在耳周;与躯干相应的器官的全息穴区在对耳轮部;与鼻、咽、喉、肾上腺相应的器官的全息穴区在耳屏;与上肢和臀部相应的器官的全息穴区在对耳轮上角和下角;横膈相应于耳轮脚周围,自上而下相应为消化道器官,其排列为:外耳门的后方是口区,然后依次为食道、贲门、胃、十二指肠、小肠、阑尾、大肠等器官;与胸部相应的器官的全息穴区在耳甲腔,耳甲腔的中心相应的是心脏,心脏上下和后方呈马蹄形的区域是肺区;与腹部器官的全息穴区对应的部位在耳甲艇,自耳轮脚尽处前方由下至上排列是:肝、胰、胆、肾、膀胱等;三角窝的全息穴区在盆腔,主要分布着男女生殖器官;与内分泌系统相应的部位在屏间切道。耳朵背面有五脏器官的全息穴区分布:中心为脾,上为心,下为肾,外为肝,内为肺。

2. 耳通达五脏六腑

耳,不是一个孤立的器官,而是人体的一个重要组成部分,与脏腑生理相通、病理相累。《灵枢·脉度》云:“肾气通于耳,肾和则耳能闻五音矣。”《素问·阴阳应象大论》云:“肾主耳,在窍为耳。”《素问·金匮真言论》则云:“心开窍于耳。”由此说明耳与肾、心二脏有生理联系。又肾为先天之本,心为君主之官,在脏腑中处于至

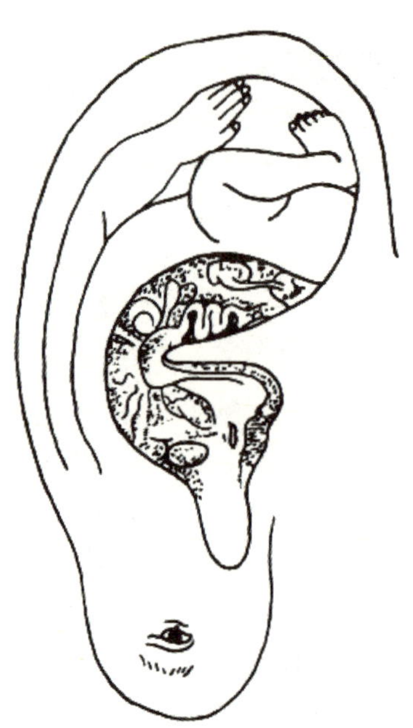

图 1　耳上的“倒置胎儿”

关重要的地位。《素问·玉机真脏论》云:“脾不及,则令人九窍(五官七窍加前后二阴)不通。”《素问·通评虚实论》则云:“头痛,耳鸣,九窍不利,肠胃之所生也。”均说明耳部和脾、胃、大肠、小肠等消化器官有密切的病理生理关系。《素问·脏器法时论》还有“肝病者……虚则耳无所闻……气逆则头痛,耳聋不聪”的论述,指出耳和肝脏之间也有密切的病理联系。此外,在《灵枢·海论》中还有“髓海不足,则脑转耳鸣”的论述。髓海就是指脑髓,可见古人对耳和脑髓的联系也早就有了认识。至于五脏中的肺脏和耳的关系的叙述,首见于《难经·四十难》,其中有“肺主声……令耳闻声”的记载,说明肺与耳也有一定的联系。到了明代,《证治准绳》又云:“肺气虚则少气……是以耳聋。”清代《杂病源流犀烛》则云:“肺主气,一身之气贯于耳。”又从病理和生理角度阐明了耳和肺脏的关系。从以上中国古代医学文献的记载来看,这些论述,充分说明耳和脏腑生理上相通、病理上相累的联系。这些再次证明：耳在人体中不是孤立的，而是一个与全身各部位及五脏六腑都有着紧密联系的重要器官。耳居空窍，内通脏腑，奠定了耳与五脏六腑相联系的理论基础。

3. 耳通达全身经络

耳与五脏六腑及四肢百骸的内在联系，除自身内通脏腑外，也是经络相连的结果。所以耳与经络的关系非常密切。例如：《灵枢·邪气脏腑病形》云："十二经脉，三百六十五络，其血气皆上于面而走空窍……其别气走于耳而为听。"也就是说十二经脉和所属的三百六十五个穴位，它们的血气都上行渗灌于头部的五官七窍及脑髓……其中别行的血气灌于耳部，使耳具有听声闻音的功能。这就概括地说明了耳部和全身经络的关系。《灵枢·经脉》则进一步对十二经脉与耳部的关系进行了更详细的阐述，并云："手少阳之脉，上项，系耳后，出耳上角，从耳后入耳中，出走耳前"，"手太阳之脉，却入耳中"，"足阳明之脉，上耳前"，"足少阳之脉，从耳后，入耳中，出走耳前"，"足太阳之脉，至耳上角"，"手阳明之别（分支络脉），入耳，合于宗脉。"指出十二经脉中六条阳经循行都通过耳部，六条阴经之脉虽不直接通过耳，但可间接循行于耳，故在《灵枢·经别》中记载的十二经别，其循行路线都是阴经合入与它相为表里的阳经，而阳经的经别都是复合于它原来的经脉的，所以通过经脉的传注，六条阴经也间接与耳部产生了联系。《素问·缪刺论》中还指出："手足少阴、太阴、足阳明之络，此五络皆会于耳中。"补充了《灵枢·经脉》中的内容。到了明代，李时珍在《奇经八脉考》中，进一步从八脉的角度阐述了经脉和耳部的关系：如阴、阳二跷脉分别统率左右侧的阴阳经脉，并循行"入耳后"；阳维脉像罗网一样联络全身的阳经，也"循头入耳"。所以《灵枢·口问》中说，"耳为宗脉之所聚"，就是说耳部有许多经脉汇聚。由此可见，十二经脉均直接或间接与耳相连，其与耳的联系也是相当复杂的。以上论述提供了耳与经络相通的理论依据。

中医经络学说认为，经络有“内属脏腑，外络肢节”的作用，从而更加密切了耳与五脏六腑、四肢百骸的内在联系。元代《卫生宝鉴》云：“五脏六腑，十二经脉有络于耳者。”清楚地说明耳部和全身是一个统一的、不可分割的整体，为耳部诊断和治疗提供了理论根据。

二、耳胚上的全息生命信息

耳胚承载的全息生命具体而生动，大比小好，长比短好，厚比薄好。

1. 认识耳胚

耳是生命的胚胎，人体的缩影，蕴含了整个人体的全部信息。从全息胚理论出发，我们把耳称之为耳胚，更符合生物学意义。耳胚凹面向前，凸面向后，上为弹性软骨组织，下为脂肪和结缔组织。为更好地认识耳胚，国家中医药管理部门结合传统习惯和临床实际专门划定了耳郭的区域和名称。

1）耳郭的正面区域

耳郭的正面区域划分及其名称，见图2。

（1）耳垂

耳胚下面无软骨的部分。

耳垂前沟：耳垂与面部之间的浅沟。

（2）耳轮

耳胚最外圈卷曲的游离部分。

① 耳轮脚：耳轮深入到耳腔内的横行突起部。

② 耳轮脚棘：耳轮脚和耳轮之间的软骨隆起。

③ 耳轮脚切迹：耳轮脚棘前方的凹陷处。

④ 耳轮结节：耳轮上方稍突起处。

⑤ 耳轮尾：耳轮向下移行于耳垂的部分。

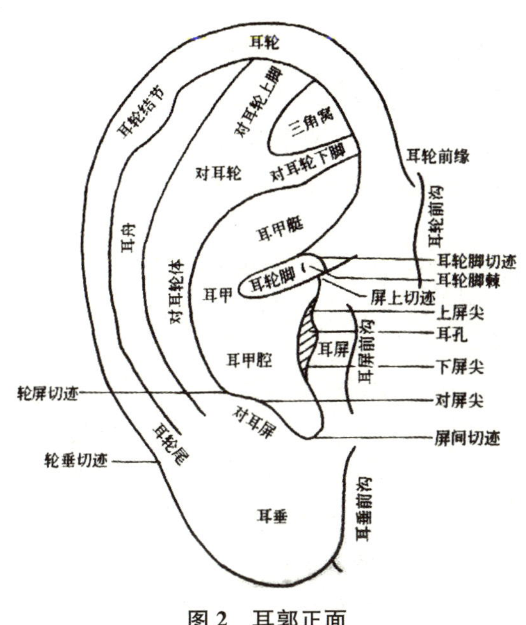

图 2　耳郭正面

⑥ 轮垂切迹：耳轮和耳垂后缘之间的凹陷处。

⑦ 耳轮前沟：耳轮与面部之间的浅沟。

（3）对耳轮

与耳轮相对呈“V”字形的隆起部，由对耳轮体、对耳轮上脚和对耳轮下脚 3 部分组成。

① 对耳轮体：对耳轮下部呈上下走向的主体部分。

② 对耳轮上脚：对耳轮向上分叉的上支。

③ 对耳轮下脚：对耳轮向上分叉的下支。

④ 轮屏切迹：对耳轮与对耳屏之间的凹陷处。

（4）耳舟

耳轮与对耳轮之间的凹沟。

（5）三角窝

对耳轮上、下脚与相应耳轮之间的三角形凹窝。

(6) 耳甲

部分耳轮和对耳轮、对耳屏、耳屏及外耳门之间的凹窝。由耳甲艇、耳甲腔两部分组成。

① 耳甲艇：耳轮脚以上的耳甲部。

② 耳甲腔：耳轮脚以下的耳甲部

(7) 耳屏

耳郭前面的瓣状的隆起处，又称耳珠。

① 屏上切迹：耳屏上缘和耳轮脚之间的凹陷处。

② 上屏尖：耳屏游离缘上隆起部。

③ 下屏尖：耳屏游离缘下隆起部。

④ 耳屏前沟：耳屏与面部之间的浅沟。

(8) 对耳屏

耳垂上方与耳屏相对的瓣状隆起。

① 对屏尖：对耳屏游离缘隆起部。

② 屏间切迹：耳屏和对耳屏之间的凹陷处。

(9) 外耳门

耳甲腔前方的孔窍。

2) 耳郭的背面区域

耳胚的背面区域划分及其名称，见图 3。

(1) 三个面

① 耳轮背面：耳轮背面的平坦部分，因耳轮是向前卷曲的，故此面多向前方。

② 耳轮尾背面：耳垂隆起与耳垂背面之间的平坦部分。

③ 耳垂背面：耳垂背面的平坦部分。

(2) 四个隆起

① 耳舟隆起：耳舟在背面的隆起部。

② 三角窝隆起：三角窝在耳背面的隆起部。

③ 耳甲艇隆起：耳甲艇在背面的隆起部。

④ 耳甲腔隆起：耳甲腔在背面的隆起部。

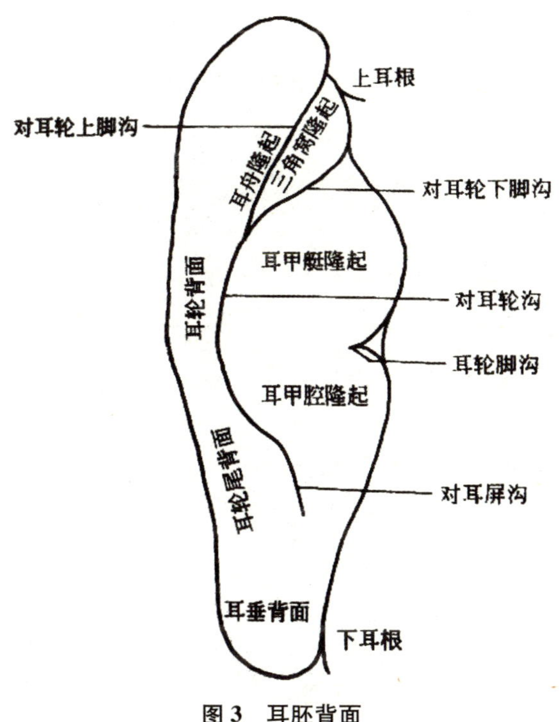

图 3　耳胚背面

(3) 五个沟

① 对耳轮上脚沟：对耳轮上脚在耳背面的凹沟。

② 对耳轮下脚沟：对耳轮下脚在耳背面的凹沟。

③ 对耳轮沟：对耳轮体在耳背面的凹沟。

④ 耳轮脚沟：耳轮脚在耳背面的凹沟。

⑤ 对耳屏沟：对耳屏在耳背面的凹沟。

(4) 二个耳根

① 上耳根：耳郭与头部相连的最上部。

② 下耳根：耳郭与头部相连的最下部。

3) 耳胚的正面分区

耳胚的正面分区，见图 4。

对耳轮2区
对耳轮1区
三角窝1区
三角窝4区
三角窝5区
耳甲8区
耳轮6区
耳轮7区
耳轮8区
耳轮9区
耳轮10区
耳轮11区
耳轮12区
耳轮5区
耳轮4区
耳轮3区
耳轮2区
耳轮1区
耳舟1区
耳舟2区
耳舟3区
耳舟4区
耳舟5区
耳舟6区
对耳轮3区
对耳轮4区
对耳轮5区
对耳轮6区
对耳轮7区
对耳轮8区
对耳轮9区
对耳轮10区
对耳轮11区
对耳轮12区
对耳轮13区
三角窝2区
三角窝3区
耳甲9区
耳甲10区
耳甲11区
耳甲12区
耳甲13区
耳甲14区
耳甲15区
耳甲16区
耳甲17区
耳甲18区
耳甲7区
耳甲6区
耳甲5区
耳甲4区
A点
B点
C点
D点
耳甲1区
耳甲2区
耳甲3区
耳屏1区
耳屏2区
耳屏3区(内侧面)
耳屏4区(内侧面)
对耳屏1区
对耳屏2区
对耳屏3区
对耳屏4区(内侧面)
耳垂1区
耳垂2区
耳垂3区
耳垂4区
耳垂5区
耳垂6区
耳垂7区
耳垂8区
耳垂9区

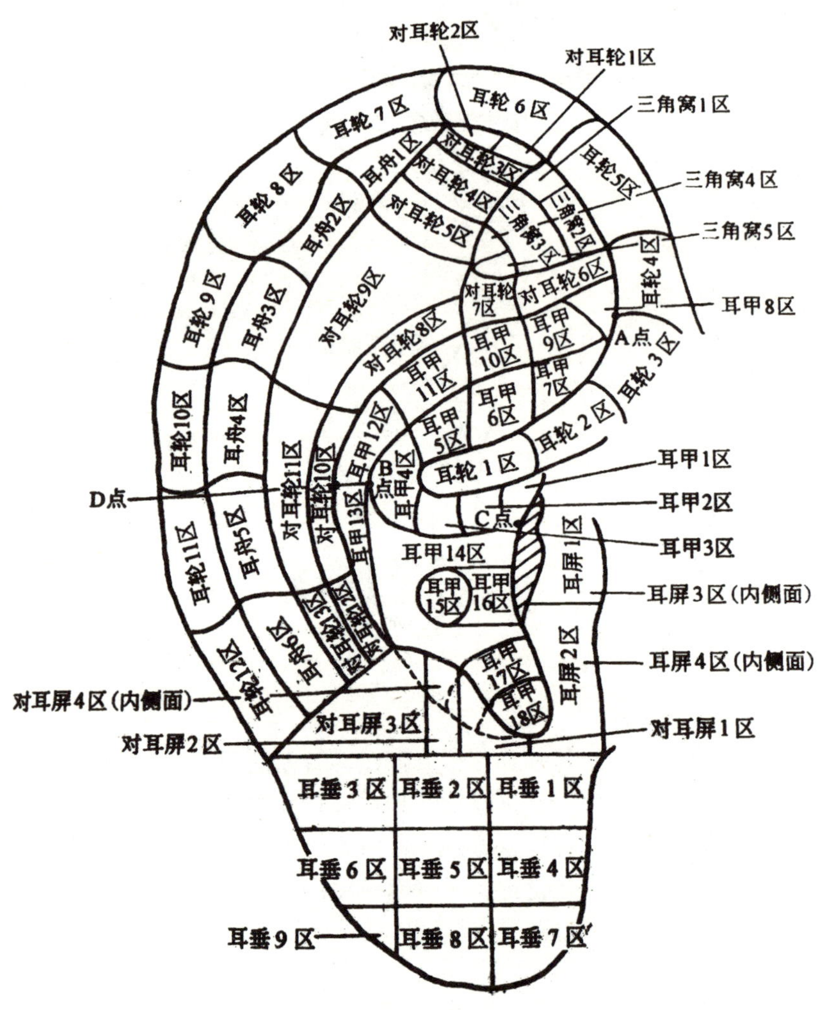

图4　耳胚正面分区示意

4）耳胚的背面分区

耳胚的背面分区，见图5。

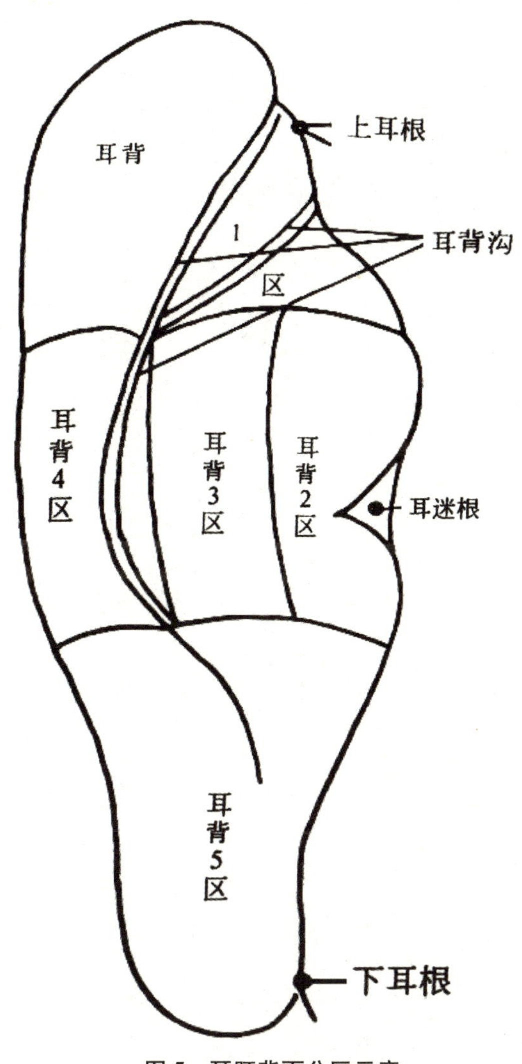

图5　耳胚背面分区示意

2. 耳胚正面的生命密码

耳胚正面标准器官定位示意，见图6。

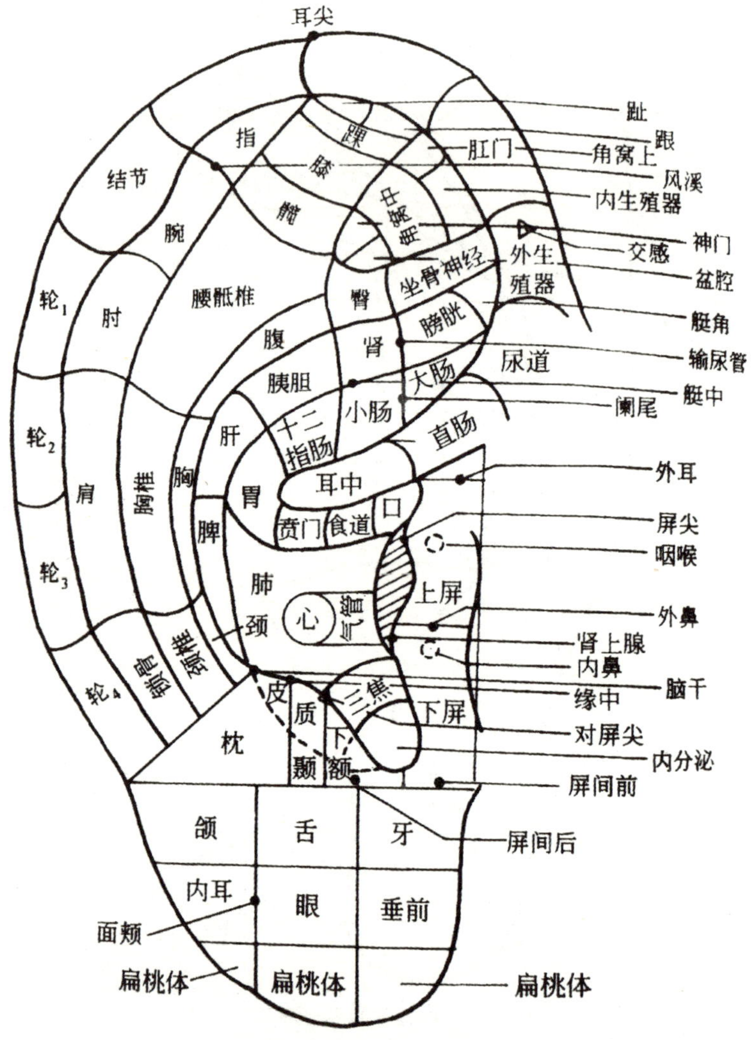

图6 耳胚正面标准器官定位示意

耳胚正面的生命信息示意,见图 7。

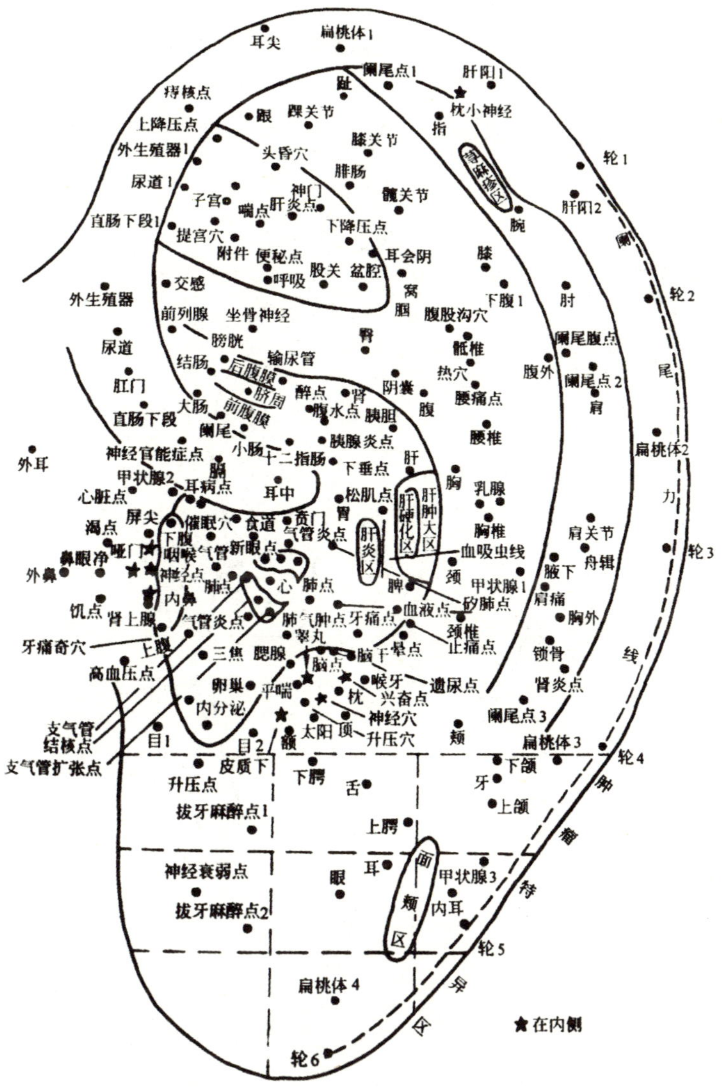

图 7　耳胚正面的生命信息示意

3. 耳胚背面的生命密码

耳胚背面标准器官定位示意,见图8。

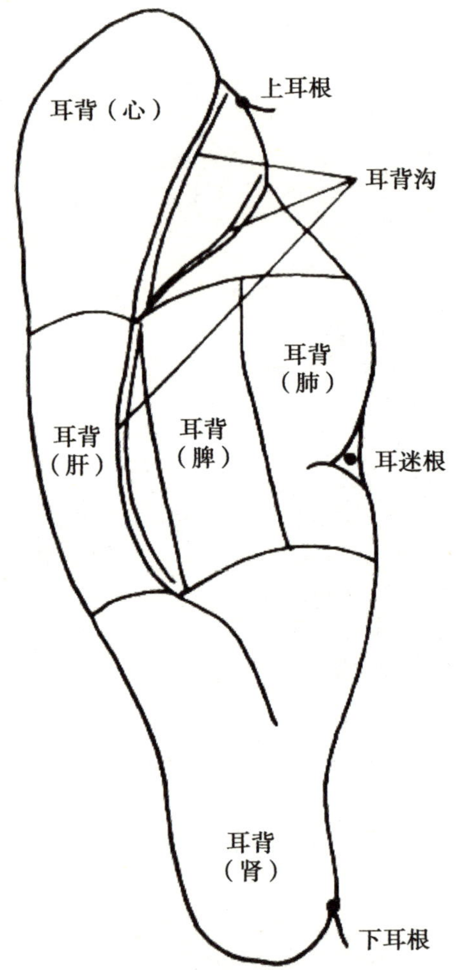

图8 耳胚背面标准器官定位示意

耳胚背面的生命信息示意,见图9。

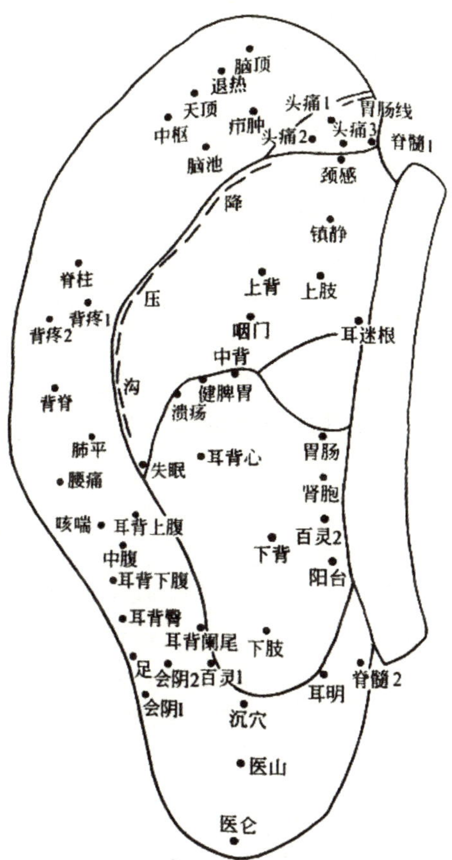

图9　耳胚背面的生命信息示意

三、耳胚的生命功效

耳胚是人体外没有硬骨的组织,如同处于生命胚胎的早期,具强劲的生命功效。

1. 耳胚正面的生命功效

耳中：耳轮 1 区。即在膈之外方，与食管、贲门之间是一垂直线。

【功能】降逆，和胃，利膈，驱风。

【主治】呃逆、黄疸、寒暑疫毒、消化道疾病、皮肤病、小儿遗尿症、咯血、神经官能症。可缓解主要内脏器官的疼痛和痉挛。

【附记】本穴名最早出自《备急千金要方》，曾名膈、零点、神经官能症点、神经丛点。主治范围与“三焦”穴相似。

直肠：耳轮 2 区。即耳屏上切迹的耳轮处，与大肠同一水平。

【功能】通腑导滞，消炎止痛，健脾固脱。

【主治】便秘、腹泻、脱肛、内外痔、里急后重、痢疾等。

【附记】本穴曾名直肠下段。

尿道：耳轮 3 区。

【功能】清热利湿，利尿通淋。

【主治】尿频、尿急、尿潴留、遗尿、尿道炎、尿道狭窄等。

外生殖器：耳轮 4 区。

【功能】清热利湿，祛风止痒，消炎止痛。

【主治】外生殖器的病症、会阴部皮肤病、阳痿、外阴瘙痒症、阴道炎、急性睾丸炎、附睾炎、腰腿痛、龟头炎、阴囊湿疹等。

肛门：耳轮 5 区。

【功能】化痔止痛，清热消肿，扶正固脱。

【主治】内痔、外痔、肛门周围炎、肛门脓肿、肛门括约肌松弛等。

【附记】本穴曾名痔核点。

耳尖：耳轮 6、7 区交界处。

【功能】清热息风，解痉止痛，平肝明目。

【主治】发热、高血压病、外眼炎症、急性结膜炎、睑腺炎（麦粒肿）、诸痛证、神经衰弱、顽固性失眠等。

【附记】①本穴曾名扁桃体。②本穴原载于《针灸大成》，并云："灸耳尖穴，治眼生翳膜。"《银海精微》则云："灸此穴可治眼病、偏正头痛。"③此穴主要用于放血，每次 2~3 滴，可退热、降血压、消炎、降血氨，可治疗肝性脑病，还有较强的镇静止痛作用。

结节：耳轮 8 区。

【功能】平肝息风，通络止痛，解郁降酶。

【主治】头晕、头痛、高血压、脑血管痉挛或脑外伤引起的半身麻木、慢性肝炎、胸胁痛、眩晕等。

【附记】本穴曾名肝阳 1、肝阳 2。用于治疗慢性肝炎，对迁延性传染性肝炎、转氨酶长时期不降者较为有效。

轮 1~4：轮 1 在耳轮 9 区；轮 2 在耳轮 10 区；轮 3 在耳轮 11 区；轮 4 在耳轮 12 区。

【功能】清热止痛，平肝息风，消肿降压。

【主治】发热、上呼吸道感染、扁桃体炎、高血压、咽喉肿痛、口腔炎等。

【附记】本穴曾定为轮 1~6，标准耳穴确定为轮 1~4(即 4 穴)。本穴有消炎、退热、消肿、降血压等作用。主要通过放血治疗扁桃体炎及高血压病等，用之多效。

指：耳舟 1 区。

【功能】消炎通络，消肿止痛。

【主治】指部疾病，如：甲沟炎、手指疼痛或麻木、冻疮，指关节扭伤等。

【附记】本穴曾名阑尾 1。

腕：耳舟 2 区。

【功能】消炎止痛，祛风止痒，抗过敏。

【主治】腕部疾病、胃痛、过敏性皮炎、腕关节扭伤等。

风溪：耳舟 1、2 区交界处。

【功能】祛风止痒。

【主治】荨麻疹、皮肤瘙痒症、哮喘、过敏性鼻炎、神经性皮炎、湿疹等。

【附记】本穴曾名过敏区、荨麻疹区、结节内。

肘：耳舟 3 区。

【功能】通络止痛，消炎散结。

【主治】肘部疾病、肱骨外上髁炎（网球肘）、甲状腺疾病、肘关节扭伤、上臂酸痛等。

【附记】本穴曾名睡眠诱导点。

肩：耳舟 4、5 区。

【功能】舒筋通络，消炎止痛。

【主治】肩部疼痛、肩关节周围炎、胆石症、落枕、肩关节扭伤等。

【附记】本穴曾名阑尾 2。

锁骨：耳舟 6 区。

【功能】通络止痛，祛风除湿。

【主治】肩关节周围炎，无脉症，肩、背、颈疼痛，风湿病，颈动脉狭窄等。

【附记】本穴曾名肾炎点、阑尾 3。本穴可用于锁骨骨折固定止痛。

跟：对耳轮 1 区。

【功能】通络止痛。

【主治】足跟痛。

趾：对耳轮 2 区。

【功能】消炎，通络，止痛。

【主治】趾部疼痛、趾关节扭伤、甲沟炎、冻疮、炎症等。

踝：对耳轮 3 区。

【功能】通络止痛。

【主治】踝部疾病、踝关节扭挫伤。

【附记】本穴曾名踝关节。

膝：对耳轮 4 区。

【功能】舒筋通络,消炎止痛。

【主治】膝关节肿痛等一切膝部疾病,如风湿性膝关节炎、膝关节扭伤、半月板损伤、髌骨骨折疼痛等。

【附记】本穴曾名膝关节。

髋:对耳轮5区。

【功能】通络止痛。

【主治】髋关节疼痛、坐骨神经痛、腰腿痛、梨状肌综合征等。

【附记】本穴曾名髋关节。

坐骨神经:对耳轮6区。

【功能】通络止痛。

【主治】坐骨神经痛、坐骨神经炎、腰椎间盘突出症、腰腿痛、下肢瘫痪、小儿麻痹症等。

交感:对耳轮6区前端。

【功能】解痉镇痛,滋阴潜阳。

【主治】内脏疼痛、心悸、自汗、自主神经功能紊乱、胃肠痉挛、心绞痛、无脉症、输尿管结石绞痛、胆绞痛、脉管炎及其他消化、循环系统疾病,如心律不齐、心动过速,期外收缩等。

【附记】此穴为耳针麻醉之常用穴。对内脏器官有较强的镇痛和解痉作用,如溃疡病及胆道蛔虫症、胆囊结石、输尿管结石等引起的绞痛。对血管有舒张作用,常用于动脉、静脉血管狭窄或痉挛引起的无脉症、脉管炎、心绞痛,还可用于治疗心律不齐、心动过速、期外收缩、盗汗、自汗等。对眼科疾病也有效,又是胸腹部外科手术麻醉的主要穴位。

臀:对耳轮7区。

【功能】通络止痛。

【主治】臀部疾病、腰腿疼痛、坐骨神经痛、臀筋膜炎等。

腹:对耳轮8区。

【功能】散寒理气,通络止痛。

【主治】腹痛、腹胀、腹泻、急性腰扭伤及腹腔疾病、妇产科疾病、消化系统疾病等。

腰骶椎：对耳轮 9 区。

【功能】强脊益精，通络止痛。

【主治】腰骶椎疼痛、腰骶椎骨质增生、腰腿痛、腹痛、腹膜炎、急慢性腰扭伤等。

胸：对耳轮 10 区。

【功能】清热消炎，理气止痛。

【主治】胸闷、胸痛、乳腺炎、泌乳不足、肋间神经痛、胸胁痛及胸腔疾病等。

胸椎：对耳轮 11 区。

【功能】强脊益精，消肿止痛。

【主治】胸胁疼痛、乳腺炎、泌乳不足、经前乳房胀痛、胸椎骨质增生、胸背痛、乳腺小叶增生等。

颈：对耳轮 12 区。

【功能】舒筋活络，消肿止痛。

【主治】颈椎病、斜颈、落枕、颈部肿痛、颈椎骨刺、颈扭伤、颈项疼痛等。

颈椎：对耳轮 13 区。

【功能】强脊益精，通络止痛。

【主治】颈椎综合征、落枕、颈部扭伤，各种原因引起的颈部疼痛、肩痛等。

角窝上：三角窝 1 区。

【功能】平肝息风。

【主治】高血压。

【附记】本穴曾名降压点，主要用于放血以降压。

内生殖器：三角窝 2 区。

【功能】扶阳益精，调经和血。

【主治】痛经、月经不调、白带过多、功能性子宫出血、遗精、早泄、阳痿、前列腺炎、前列腺增生、盆腔炎、子宫内膜炎、产后宫缩痛、睾丸炎、附睾炎等。也可用于催产。

【附记】本穴曾名子宫、精宫、天癸。

角窝中：三角窝3区。

【功能】清热平喘。

【主治】咳嗽、便秘、哮喘等。

【附记】本穴曾名喘点、肝炎点、便秘点、呼吸点。本穴有调节呼吸中枢及抗过敏、止痒等作用。常用于治疗呛咳、哮喘、呼吸困难、气急、胸闷、过敏性瘙痒症等。

神门：三角窝4区。

【功能】镇静安神，消炎止痛，清热，止咳平喘。

【主治】失眠、多梦、疼痛、戒断综合征、咳喘、腹泻、神经衰弱、癫痫、高血压等。

【附记】本穴曾名神穴、阴交点。本穴有镇静安神、止痛作用，常用于失眠烦躁和一般精神错乱症、过敏性疾病及各种原因引起的疼痛，它是针刺麻醉的止痛要穴，能泻火解毒，对炎症性疾病有效；也有降气、镇咳作用，故可用于治疗干咳（痰多者不宜用）、支气管哮喘等；还有平肝息风作用，可以治疗癫痫、高血压。

盆腔：三角窝5区。

【功能】清热利湿，调经止痛。

【主治】盆腔炎、附件炎、月经不调、下腹疼痛、腹胀、腰痛等。

【附记】本穴曾名腰痛点。

上屏：耳屏1区。

【功能】清热生津。

【主治】消渴、斜视。

【附记】本穴曾名渴点。

下屏：耳屏2区。

【功能】清热和胃。

【主治】消谷善饥（糖尿病）。

【附记】本穴曾名饥点。

外耳：耳屏 1 区上缘处。

【功能】滋肾水,潜肝阳。

【主治】外耳道炎、中耳炎、耳鸣、眩晕、听力减退(耳聋)、耳胚冻疮及感染等。

【附记】本穴曾名耳。

屏尖：耳屏 1 区后缘处。

【功能】清热、镇静、止痛。

【主治】发热、牙痛。深刺此穴尚能治斜视。

【附记】本穴曾名殊顶、渴点。用于放血,能退热、消炎,对一般炎症疗效较好。

外鼻：耳屏 1、2 区之间。

【功能】消炎,通窍,减肥,抗过敏。

【主治】鼻疖、鼻塞、鼻前庭炎、过敏性鼻炎、单纯性肥胖症、酒渣鼻等。

【附记】本穴曾名鼻眼净、饥点。

肾上腺：耳屏 2 区后缘处。

【功能】清热止痛,解痉驱风,止咳平喘,有抗风湿、抗过敏、抗休克、消炎等作用。

【主治】风湿性关节炎、腮腺炎、下颌淋巴结炎、间日疟、无脉症及链霉素中毒所致眩晕、瘙痒、疼痛、听力减退、低血压、咳喘、高血压、脉管炎、高热或低热等。

【附记】本穴是肾上腺和肾上腺皮质的代表区,能调节肾上腺和肾上腺皮质的功能。常用于消炎、消肿、抗过敏、抗风湿、抗感染、抗休克,并有舒张或收缩血管及止血作用,用以治疗高血压或低血压、无脉症、脉管炎和毛细血管出血或渗血等。对各种不明原因的高热和低热有退热作用。此穴对止咳、止喘及一些皮肤病也有一定疗效。

咽喉：耳屏 3 区。

【功能】清利咽喉。

【主治】声音嘶哑(音暗),急慢性咽喉炎、扁桃体炎、悬雍垂水肿,失音,以及支气管炎、咳嗽、支气管哮喘等。

内鼻：耳屏 4 区。

【功能】疏利鼻窍。

【主治】各种鼻炎、鼻窦炎、鼻出血、鼻前庭溃疡、鼻道疖肿以及伤风感冒等。

屏间前：耳屏 2 区下缘处。

【功能】清肝明目。

【主治】急慢性青光眼、假性近视、视神经萎缩等。

【附记】本穴曾名目 1、青光眼。

额：对耳屏 1 区。

【功能】镇静止痛。

【主治】头痛、头晕、失眠、多梦、额突炎、牙痛、神经衰弱、各种鼻炎等。

屏间后：对耳屏 1 区下缘处。

【功能】清肝明目。

【主治】屈光不正、外眼炎症、假性近视、睑腺炎等各种眼病。

【附记】本穴曾名目 2、散光。

颞：对耳屏 2 区。

【功能】镇静止痛。

【主治】头痛、偏头痛、头昏、头晕、嗜睡症及由嗜睡症引起的遗尿症等。

【附记】本穴曾名太阳。

枕：对耳屏 3 区。

【功能】镇静止痛,安神息风。

【主治】头痛、头昏、头晕、失眠、支气管哮喘、癫痫、神经衰弱、内耳眩晕症、链霉素中毒,治疗和预防晕车、晕船,对老花眼、皮肤病也有一定疗效。

【附记】本穴常用于治疗神经系统的疾病和脑膜刺激征,如抽搐、角弓反张、牙关紧闭、颈项强直、落枕及抗休克抢救。对于消炎、镇静、止痛、止咳、止喘等也有一定作用。

皮质下：对耳屏4区。

【功能】补髓益脑，止痛安神。

【主治】智力发育不全、失眠、多梦、肾虚耳鸣、间日疟、性功能障碍、睾丸炎、附睾炎、月经不调、卵巢炎、输卵管炎、不孕症、假性近视、神经衰弱、脉管炎、无脉症、内脏下垂等。

【附记】本穴曾名卵巢、睾丸、兴奋点。本穴是大脑皮质的代表区，有调节大脑皮质的兴奋或抑制的作用。用于因大脑皮质兴奋或抑制失调而引起的各种症候群，并有一定的消炎、消肿、止汗、抗休克效果，是耳针麻醉的主穴之一。

对屏尖：对耳屏1、2、4区交点处。

【功能】利肺定喘，清热解毒，祛风止痒。

【主治】哮喘、气管炎、腮腺炎、皮肤瘙痒症、附睾炎、睾丸炎、高血压、腮腺管阻塞、皮肤病等。

【附记】本穴曾名平喘、腮腺、下丘脑。本穴有调节呼吸中枢及抗过敏、止痒等作用，常用于治疗呛咳、哮喘、呼吸困难、气急、胸闷、过敏性瘙痒等。

缘中：对耳屏2、3、4区交点处。

【功能】益脑安神。

【主治】智能发育不全、遗尿、内耳眩晕症、月经不调、功能性子宫出血、侏儒症、肢端肥大症、脉管炎、咳嗽、脑震荡后遗症、脑膜炎后遗症等。

【附记】本穴曾名脑点、遗尿点。本穴是垂体的代表区，可治疗因垂体功能障碍而引起的各种疾病，如侏儒症、肢端肥大症、尿崩症、月经过多、功能性子宫出血等。也有较好的止喘、镇静、催眠作用。

脑干：对耳屏3、4区之间。

【功能】镇痉息风，益脑安神。

【主治】智力发育不全、脑震荡后遗症、脑膜炎后遗症。对脑膜刺激征,如角弓反张、抽搐等也有一定疗效。

【附记】本穴是延髓、脑干的代表区。还有抗休克、抗过敏、镇痛、止血作用。

口:耳甲1区。

【功能】清心火,祛风邪。

【主治】口腔炎、胆囊炎、胆石症、戒断综合征,对结膜炎等眼病也有一定疗效。

食道:耳甲2区。

【功能】疏利食管。

【主治】食管炎、食管痉挛、胸闷、吞咽困难等。

食门:耳甲3区。

【功能】利膈降逆。

【主治】贲门痉挛、神经性呕吐、胃痛、食欲缺乏等。

胃:耳甲4区。

【功能】和胃益脾,补中安神。

【主治】胃痛、慢性胃炎、胃溃疡、呕吐、失眠、牙痛、消化不良、精神分裂症、胃神经痛、食欲减少、腹胀、肠结核、心悸、咽痛、胃酸过多或过少等。

【附记】本穴曾名幽门、下垂点、奇穴。胃主受纳和消化食物,与脾为表里,是用于治疗消化系统疾病主穴之一。胃喜通降,平胃可治因胃气上逆所引起的恶心、呕吐、呃逆诸症。胃脉入齿,循发际,至额,故对前额头痛、神经系统疾病和牙痛等也均有效。

十二指肠:耳甲5区。

【功能】温中和胃。

【主治】十二指肠溃疡、幽门痉挛、胆囊炎、胆石症。

小肠:耳甲6区。

【功能】补脾和中,养心生血。

【主治】消化不良、腹痛、心悸、心律不齐、腹泻、胃肠吸收功能减退、肠结核，对乳少、咽痛、颈肿也有一定疗效。

【附记】本穴是治疗消化系统疾病的主穴之一。

大肠：耳甲 7 区。

【功能】清下焦，利肺气。

【主治】腹泻、便秘、咳嗽、痤疮、痢疾、肠炎、阑尾炎、大便失禁、消化不良等。

【附记】本穴是治疗消化系统疾病的常用穴。又因大肠与肺相表里，其脉络肺，故又可用于呼吸系统疾病。

阑尾：耳甲 6、7 区交界处。

【功能】清利下焦湿热。

【主治】单纯性阑尾炎、腹泻。

艇角：耳甲 8 区。

【功能】清下焦，利前阴。

【主治】前列腺炎、前列腺增生症、尿道炎、尿潴留、性功能减退等。

【附记】本穴曾名前列腺。

膀胱：耳甲 9 区。

【功能】利下焦，补下元，疏通下肢经络。

【主治】腰痛、坐骨神经痛、急慢性膀胱炎、膀胱痉挛、遗尿、尿潴留、后头痛、肾盂肾炎、肾小球肾炎、前列腺炎、淋证、尿急、尿频、尿失禁、偏头痛、腰背痛、神经衰弱、失眠等。

肾：耳甲 10 区。

【功能】补肾壮阳，明目聪耳，强骨填髓，通利水道。

【主治】肾盂肾炎、腰痛、耳鸣、重听、遗精、早泄、阳痿、神经衰弱、头痛、肾功能减退、膀胱炎、耳聋、听力减退、喘息、遗尿症、青光眼、月经不调、食欲减退、便秘等。

【附记】本穴还可用于治疗妇科疾病、眼科疾病，以及精神、神经系统疾病，并可用于骨折止痛、牙齿松动、齿衄，对脱发、斑秃等也有效。本穴有强壮作用，可用于治疗各种慢性、虚弱性疾病。

输尿管：耳甲 9、10 区交界处。

【功能】清利下焦。

【主治】输尿管结石绞痛、淋证。

胰、胆：耳甲 11 区。

【功能】利胆健胃，疏肝除风。

【主治】胆囊炎、胆石症、胆道蛔虫症、带状疱疹、中耳炎、耳鸣、听力减退、胰腺炎、偏头痛、食欲缺乏、糖尿病等。

肝：耳甲 12 区。

【功能】清热明目，舒筋活血。

【主治】肋间神经痛、急慢性肝炎、胆囊炎、胆石症、高血压病、眩晕、经前紧张症、月经不调、绝经期综合征、假性近视、单纯性青光眼、胸胁闷胀、情绪抑郁、各种扭挫伤、胁痛、黄疸性皮肤瘙痒症、抽搐及脑血管意外引起的偏瘫、肌无力、血液病、出血性疾病、缺铁性贫血、经行酸痛、肠胀气等。

【附记】本穴有疏肝利胆、驱除风邪、调和营血、明目健胃的功能，故对上述疾病有疗效；是治疗眼科疾病的首选穴位，对消化系统疾病也有疗效。

艇中：耳甲 6、10 区交界处。

【功能】理中和脾，清热止痛。

【主治】低热、腹胀、腹痛、胆道蛔虫症、听力减退、腮腺炎、肝硬化、肾病综合征引起的腹水及腹胀气等。

【附记】本穴曾名脐周、脐中、腹水点、醉点、前腹膜、后腹膜。

脾：耳甲 13 区。

【功能】健脾化食，化生营血，营养肌肉。

【主治】腹胀、慢性腹泻、便秘、消化不良、口腔炎、功能性子宫出血、白带过多、内耳眩晕症、食欲减退、肌营养不良、肌无力，以及各种原因引起的肌萎缩恢复期、口唇炎、脱肛、内脏下垂、慢性胃炎、胃及十二指肠溃疡等。

【附记】本穴还可用于治疗出血性疾病、血液病、贫血等。

心：耳甲 15 区。

【功能】宁心安神，调和营血，清泄心火，止痛止痒。

【主治】失眠、心悸、癔症、盗汗、心绞痛、心动过速、心律不齐、无脉症、神经衰弱、精神分裂症、口舌生疮、胸痛、心慌气短、健忘、慢性咽炎、声音嘶哑、口腔炎等。

【附记】本穴常用于治疗心血管疾病、神经系统疾病，对咽喉、口腔疾病等也有较好的疗效。

气管：耳甲 16 区。

【功能】止咳祛痰。

【主治】咳喘、急慢性气管炎、咽喉炎等。

肺：耳甲 14 区。

【功能】推动气血运行，通利小便，补虚清热。

【主治】咳喘、声嘶、胸闷、痤疮、皮肤瘙痒症、荨麻疹、扁平疣、便秘、戒断综合征、单纯性肥胖症、脱发、鼻炎、肺结核、咳嗽、感冒、盗汗、自汗、咽喉炎、肠炎、痢疾、口腔溃疡等。

【附记】此穴在耳针麻醉中是切皮时镇痛的主穴，对各种皮肤病有疗效。

三焦：耳甲 17 区。

【功能】通利水道，清热止痛，疏通三焦经脉。

【主治】便秘、腹胀、消化不良、手臂外侧疼痛、单纯性肥胖症、胸胁痛、气短、贫血、肝炎、吸收功能障碍、腹膜炎、各种原因引起的水肿等。

【附记】此穴综合了体腔内五脏六腑的作用，可用于治疗循环系统疾病、生殖系统疾病，对上述疾病有较好的疗效。

内分泌：耳甲 18 区。

【功能】疏肝理气，通经活血，驱风邪，补下元。

【主治】痛经、阳痿、月经不调、绝经期综合征、内分泌功能紊乱、痤疮、间日疟、糖尿病、乳腺小叶增生等。

【附记】本穴是内分泌系统的代表区。常用于调节内分泌紊乱而引起的各种疾病，有较好的抗过敏、抗风湿、抗感染的作用。此穴也可用于治疗某些皮肤病、泌尿生殖系统疾病、妇产科疾病、血液病、胃肠道吸收功能障碍等，对上述疾病有较好的疗效。

牙：耳垂1区。

【功能】止痛。

【主治】牙痛、牙周炎、低血压。

【附记】本穴曾名拔牙麻醉点、牙痛点、外牙点。此穴为拔牙麻醉止痛常用穴。

舌：耳垂2区。

【功能】清心火。

【主治】舌炎、口腔溃疡、牙周炎。

【附记】本穴曾名上腭、下腭，常用于腭裂修补术的麻醉。

颌：耳垂3区。

【功能】消炎，止痛。

【主治】牙痛、下颌关节功能乱、颌下淋巴结炎。

【附记】本穴曾名上颌、下颌，在拔牙时用于耳针麻醉止痛。

垂前：耳垂4区。

【功能】交济水火，宁心安神。

【主治】神经衰弱、牙痛。

【附记】本穴曾名拔牙麻醉点、神经衰弱点。

眼：耳垂5区。

【功能】清肝明目。

【主治】急性结膜炎、电光性眼炎、假性近视、睑腺炎、睑板腺囊肿、角膜炎、翼状胬肉、屈光不正等各种眼疾。

内耳：耳垂6区。

【功能】益肝肾。

【主治】耳鸣、头昏、听力减退、耳源性眩晕、耳聋、中耳炎、外耳道疖等。

面颊：耳垂5、6区交界处。

【功能】舒筋活血，通络止痛，消炎解毒。

【主治】周围性面瘫、痤疮、三叉神经痛、扁平疣、腮腺炎、面神经痉挛、面颊部疖肿等。

【附记】本穴曾名面颊区。

扁桃体：耳垂7、8、9区。

【功能】清利咽喉。

【主治】扁桃体炎、咽喉肿痛、咽炎、咽喉炎等。

【附记】本穴曾名扁桃体4。

2. 耳胚背面的生命功效

耳背心：耳背1区。

【功能】清泻心火，宁心安神，止痒止痛。

【主治】疖肿、心悸、失眠、多梦、高血压病、头痛等。

耳背肺：耳背2区。

【功能】补肺定喘，清热，利皮毛。

【主治】哮喘、消化系统病症、发热、皮肤瘙痒症等。

耳背脾：耳背3区。

【功能】健脾和胃，生营血，养肌肉。

【主治】腹胀、腹泻、消化不良、食欲减退、胃痛、失眠等。

耳背肝：耳背4区。

【功能】疏肝和胃，舒筋活血。

【主治】胸胁胀满、腰酸背痛、肝炎、胆囊炎、胆石症等。

耳背肾：耳背5区。

【功能】滋肾聪耳，强骨填髓。

【主治】头痛、失眠、眩晕、月经不调、神经衰弱等。

耳背沟：在对耳轮沟和对耳轮上、下脚沟处。

【功能】平肝降逆，祛风止痒。

【主治】高血压、皮肤瘙痒症。

【附记】此穴主要用于放血以降血压。

上耳根：在耳根最上处。

【功能】止痛，定喘。

【主治】头痛、哮喘、鼻出血、肌萎缩侧索硬化症、脊髓炎、各种瘫痪等。

耳迷根：在耳轮脚后沟的耳根处。

【功能】通窍，止痛，安蛔。

【主治】头痛、鼻炎、胆道蛔虫症、胆囊炎、胆石症、心动过速、腹痛、腹泻等。

下耳根：在耳根最下处。

【功能】止痛，定喘，舒筋活络。

【主治】头痛、腹痛、哮喘、下肢瘫痪、小儿麻痹症、肌萎缩侧索硬化症等。

艾油灸耳

证见于四肢五官，
病存于五脏六腑。

——《黄帝内经·灵枢·九针十二原》

一、艾油灸耳实用性

艾油灸耳，就是用艾草之精华施术于生命之胚胎，能产生延年益寿等神奇功效。

1. 普及简单

艾油灸耳，理论高深，效果神奇，但普及操作十分简单。原艾条火灸，没有专业技术难以操作，过程也相对复杂。用现代技术提炼的艾草精油灸耳，是不再用火的涂灸，就是简单地往耳上抹点油，人人都能学会。不懂医、没文化，也能很快学会使用，十分适合家庭成员互疗和自疗之用。它是随时随地可以操作的保健方法，是老百姓学得会、用得起的保健技术，是可以大众化的治病形式。

2. 安全可靠

比起在耳胚上施行放血、埋针、注射针、皮肉针等手法，艾油灸耳无须消毒环节，只要轻重得当，就不会损伤皮肤，不会引起炎症，更不会发生晕针现象。无论是自我保健，还是家庭医疗都可放心大胆施术，无须顾虑。

3. 老少皆宜

艾油灸耳，无毒副作用，老人小孩皆可施用。小孩皮嫩，用油量少些，用力尽量轻些，时间稍长，慢慢适应即可。如有过敏，即刻停止使用。这种技法，对小孩能提升自身的免疫力，可起到长期的保健作用，对流行性感冒、体弱多病，都会有很好的调养作用。对老年的慢性病也能产生积极的疗效。

4. 经济实惠

艾油灸耳的最大特点就是不用药物，不用医疗器械，不受条件限制,只需几滴艾油,就能延年益寿。何况耳胚面积有限,全是软骨组织,艾油用量很少,很集中,成本极低。中医认为:一穴一药。艾油灸耳,用的是成本低廉的复方艾草精油,可极大减轻民众用于保健治病的经济负担。

二、艾油灸耳的主要方法

有病治病,无病防病。对“治未病”的正常保健,确保每日早晚各1次艾油灸耳。如在感冒流行季节,身患多种慢性疾病时,可每日艾油灸耳3到5次。每次艾油灸耳要遵守以下技术规程。

1. 预热耳胚

艾油灸耳前,耳胚不能有损伤,如有冻伤等情况,需待伤口愈合。要做好艾油灸耳的前期准备:一是通过理发或是梳理头发让两耳外露;二是大拇指留适度长的指甲,其他指甲修平为宜。在耳胚涂油前,要预热耳胚,让其发热,毛细血管及皮肤扩张,以利于艾油的吸收。预热耳胚需做三个动作:一是捻耳朵,用大拇指和食指从上到下,从下到上,捻耳胚10次以上;二是推耳根,用食指和中指分别沿着左右耳根的下部向上耳根推10次以上;三是刮耳胚,用双手掌由耳后向前刮,紧接着由耳前向后刮,各10次以上。上述动作之后,两耳发红方为有效。

2. 精准涂油

用左右食指分别取艾草精油少许,对左右耳胚精准涂油,耳胚前后内外都要涂到(不进入耳蜗),但要把握少而精原则。每个耳胚用油二至三滴即可。艾油必须来路正宗,纯天然,无化学添加。

3. 系统灸耳

双目正视前方,微闭。身体与四肢安放在自我感觉舒适的位置。将舌尖抵住牙背的牙龈处，全身放松，呼吸自然，不可屏气，随后进行下列灸耳步骤。

（1）扫全耳

双手掌心摩擦发热后，向后扫耳胚正面，向前扫耳胚背面，速度可先慢后快，反复扫动 10 次以上。此法具有疏通经络、强肾健身之功效。

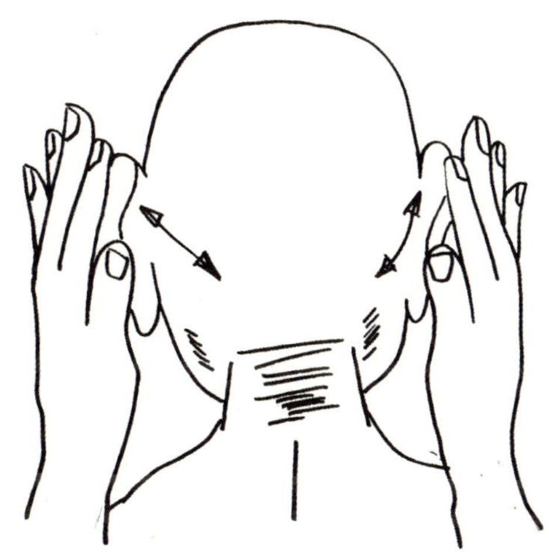

（2）提双耳

以右手绕过头顶，向上拉左耳 30 次，再以左手绕过头顶，向上拉右耳 10 次。或用双手捻住双耳耳尖，双手同时用力向上提拉，一提一放为 1 次，计 10 次以上。此法具有增强脚力、益智健脑之功效。

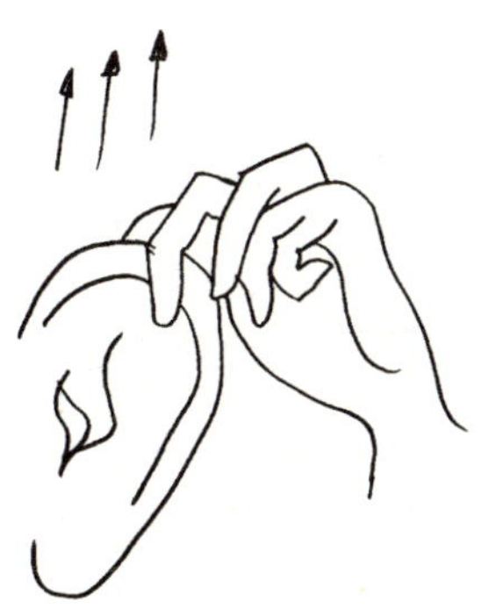

(3) 拉耳屏

双手食指放耳屏内侧后，用食指、拇指提拉耳屏，自内向外提拉，提拉的力量以不感疼痛为限，拉 20 次。此法具有医治头昏、颐养经络之功效。

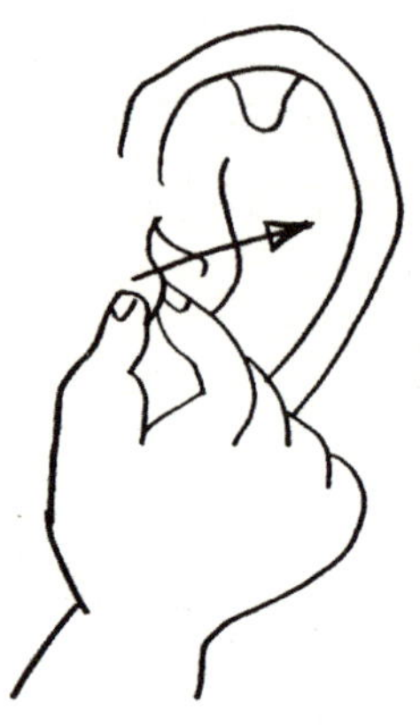

(4) 捻耳垂

用双手拇指指腹分别抵住双耳耳垂后部，食指指腹按于耳垂前部，两指相对捻耳垂，捻 20 次。此法具有清脑明目、美容除皱之功效。

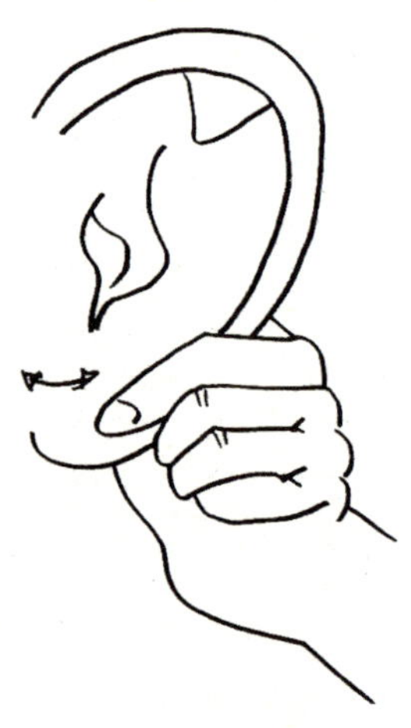

(5) 摩耳腔

分别用双手食指(剪好指甲),在左右耳胚的耳腔、耳舟、三角窝来回摩擦搅动,务必用力均匀,切忌损伤皮肤。搅动20次。此法具疏通气血、养心养肺之功效。

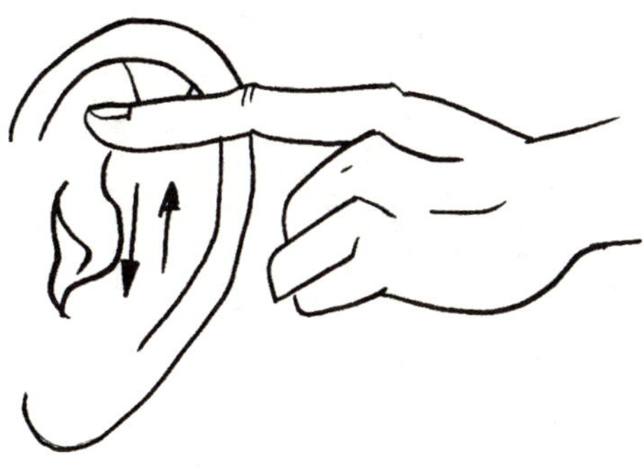

(6) 揉耳轮

先用双手拇指与食指揉两耳的耳郭,再按握住耳郭顺时针方向揉动20次,逆时针方向揉动20次。此法具有疏通经络、营养脊柱之功效。

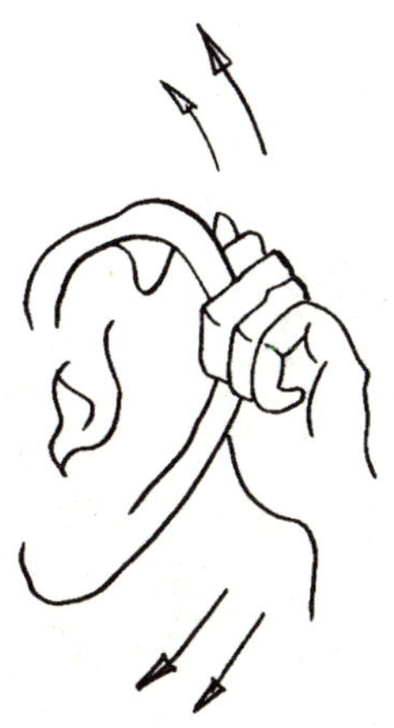

(7) 拔双耳

两食指伸直，分别插入两耳孔，旋转 180°，往复运动后，立即拔出。双耳同时拔 10 次以上。此法具有促进听力、健脑养身之功。

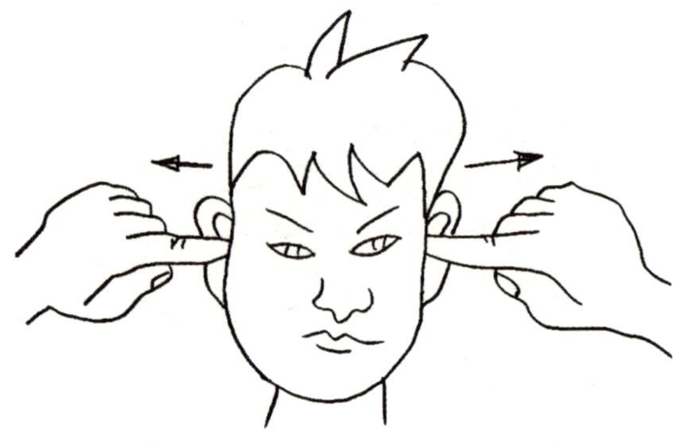

(8) 鸣天鼓

两掌分别紧贴耳部，掌心将耳盖严，用拇指、无名指、小指固定，其余两指交错叩击头脑，耳中如击鼓鸣响。每次叩击 20 次。此法具有提神醒脑、增强听力之功效。

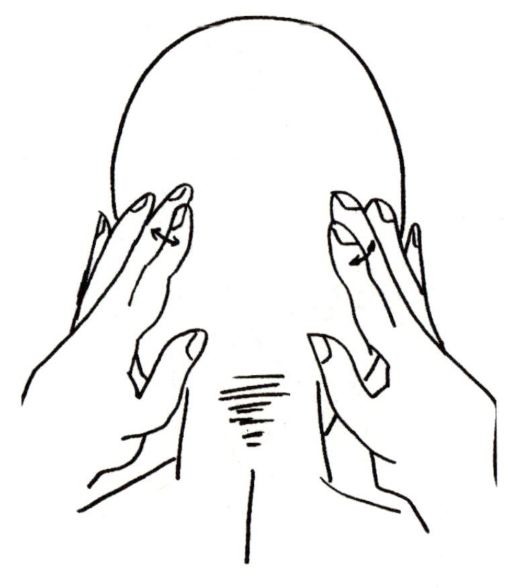

上述动作,前后次序不限,动作多少不限。每日系统灸耳不少于两次,每次合计时间在 10 分钟左右。如发生用力过猛,耳胚损伤疼痛等情况,可停止几天,在耳胚不痛恢复正常时再作灸耳。一次艾油灸耳等于做一次全身保养。

4. 痛点施术

用拇指指甲(适度留长)在耳胚上寻找敏感的疼痛点。如寻找到一个或数个疼痛点,就可用拇指指甲对准疼痛点,每次掐捏 20 次以上,直到疼痛点有点胀痛为止。这种方法,有利防病治病,确保健康。为找准耳穴,可对着镜子找痛点,也可用智能手机拍照自己耳胚,并对照自己耳胚和图 7 耳胚正面的生命信息示意、图 9 耳胚背面的生命信息示意,找到点位。

三、常见病艾油灸耳取穴

1. 腹胀取穴

取耳穴	示意图
交感、小肠、大肠、下腹、上腹、三焦	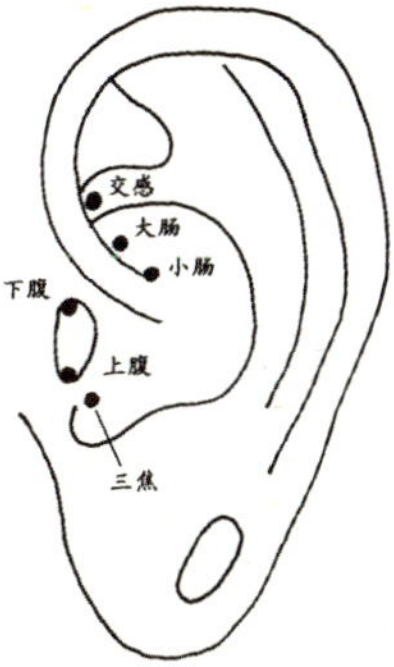 交感 大肠 小肠 下腹 上腹 三焦

2. 腹痛取穴

取耳穴	示意图
交感、小肠、中耳、下腹	交感 小肠 下腹 中耳

3. 厌食取穴

取耳穴	示意图
小肠、胰、胆、胃、脾	胰、胆 小肠 胃 脾

4. 腹泻取穴

取耳穴	示意图
神门、大肠、小肠、交感、脾、肺	神门 交感 大肠 小肠 脾 肺

5. 胃痛取穴

取耳穴	示意图
小肠、胰、胆、胃、脾	胰、胆 小肠 胃 脾

6. 便秘取穴

取耳穴	示意图
小肠、胰、胆、胃、脾	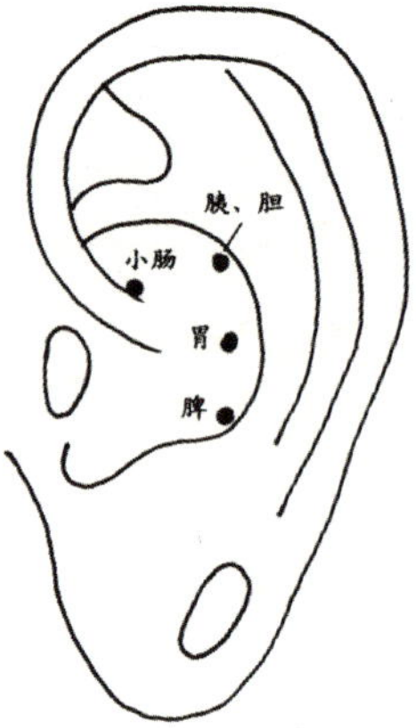

7. 肝炎取穴

取耳穴	示意图
交感、神门、肝、肝阳 1、肝阳 2、脾	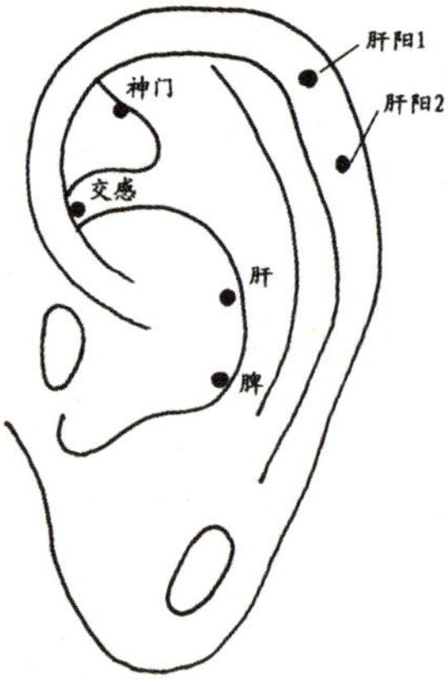

8. 喘咳取穴

取耳穴	示意图
神门、平喘、肾上腺、交感、气管、肺、咽喉、枕	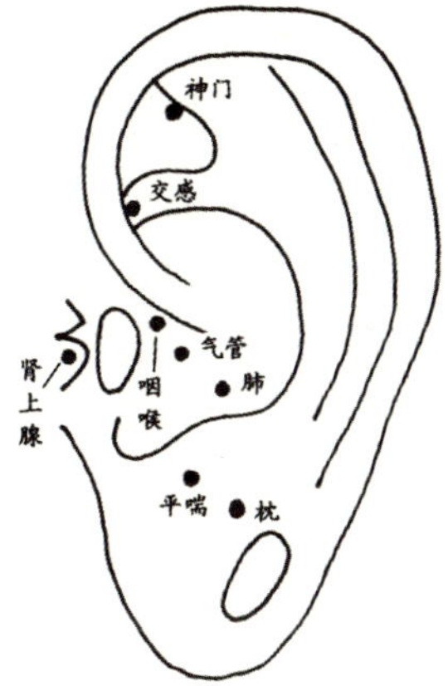

9. 咳血取穴

取耳穴	示意图
肺、皮质下、脾、神门、肾上腺、枕、气管	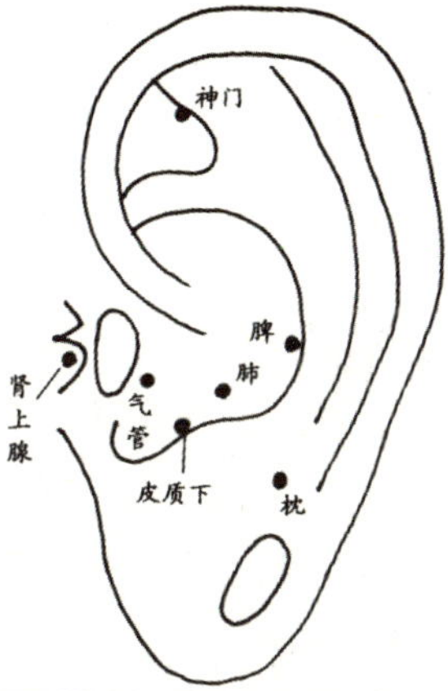

10. 感冒取穴

取耳穴	示意图
肺、气管、肾上腺、皮质下	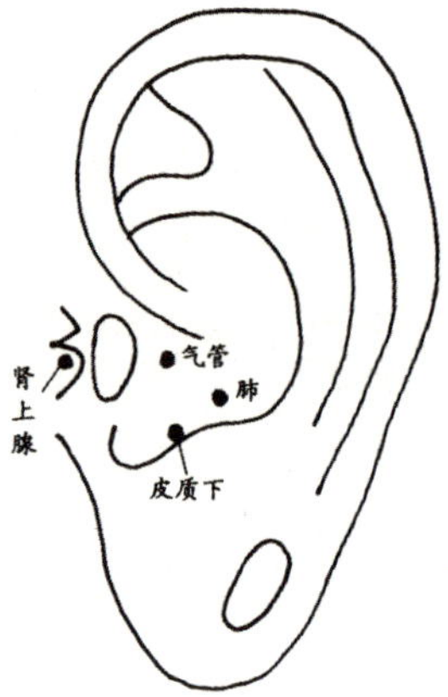

11. 胸痛取穴

取耳穴	示意图
胸、神门、肾上腺、内分泌、交感、枕、皮质下	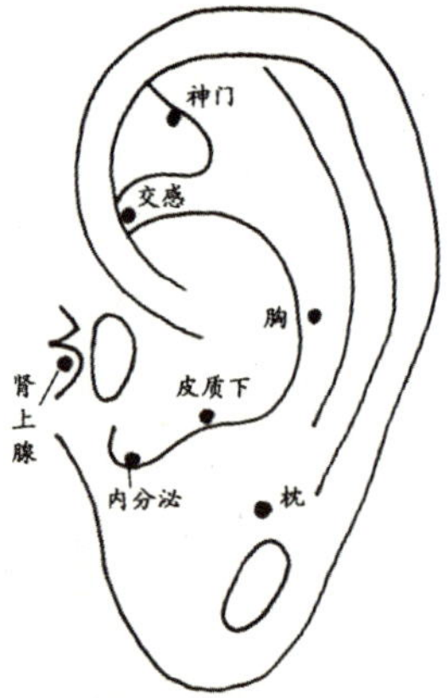

12. 头痛取穴

取耳穴	示意图
皮质下、枕、额、太阳、神门、交感	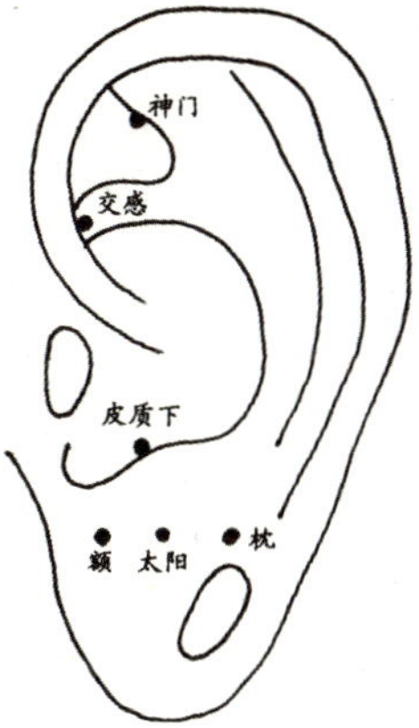

13. 腰痛取穴

取耳穴	示意图
腰椎、神门、肾上腺、内分泌、枕、皮质下	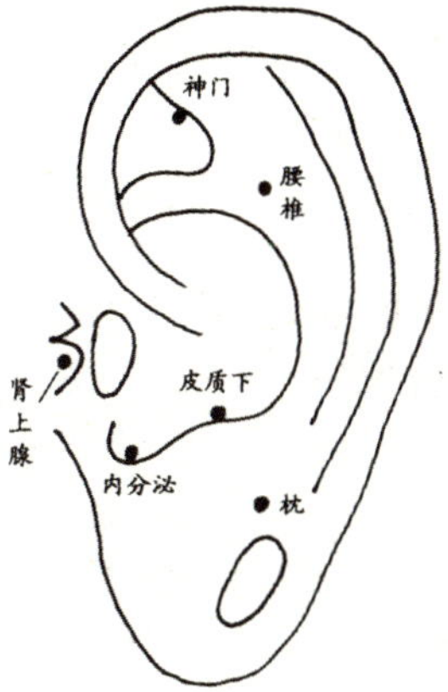

14. 心烦取穴

取耳穴	示意图
心、小肠、神门、皮质下	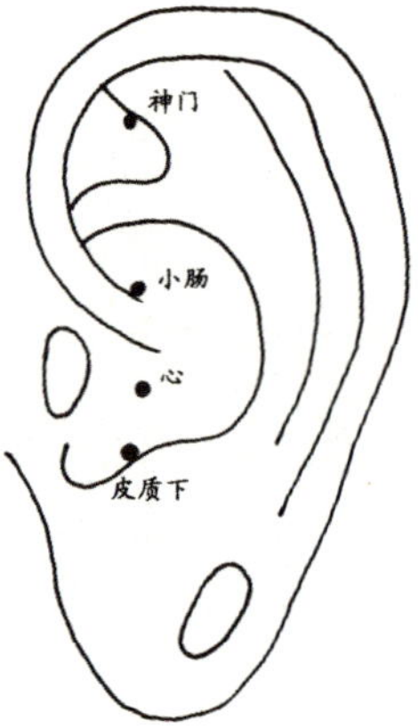

15. 心痛取穴

取耳穴	示意图
心、小肠、交感、神门、肾上腺、内分泌、胸	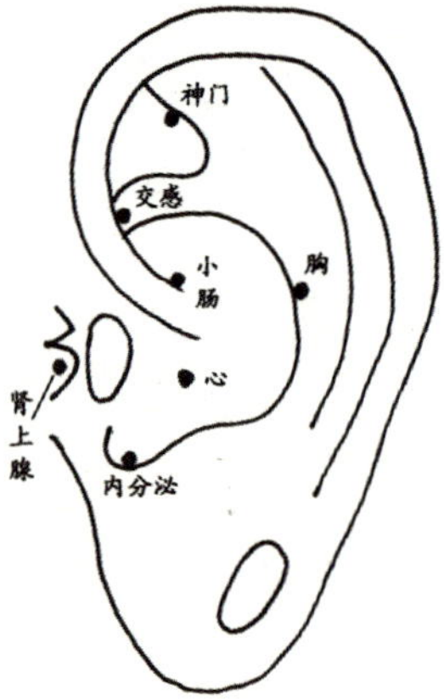

16. 低血压取穴

取耳穴	示意图
心、小肠、枕、肾上腺、升压点	小肠 心 肾上腺 枕 升压点

17. 咽喉肿痛取穴

取耳穴	示意图
咽喉、神门、肺、肾上腺、内分泌、枕	神门 咽喉 肺 肾上腺 内分泌 枕

18. 牙痛取穴

取耳穴	示意图
上颌、下颌、喉牙、牙痛点、神门	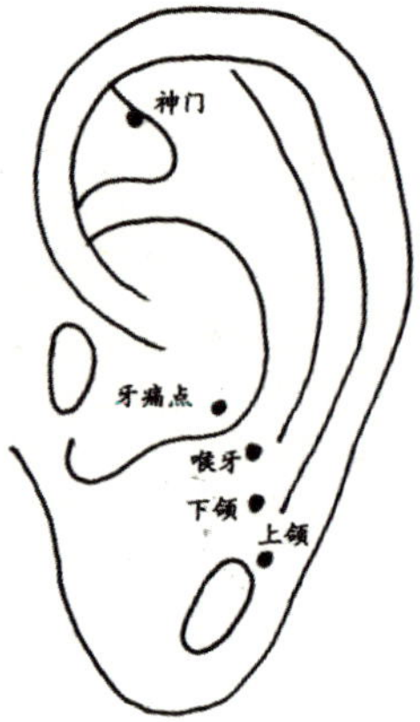

19. 口臭取穴

取耳穴	示意图
口、心、胃、脾	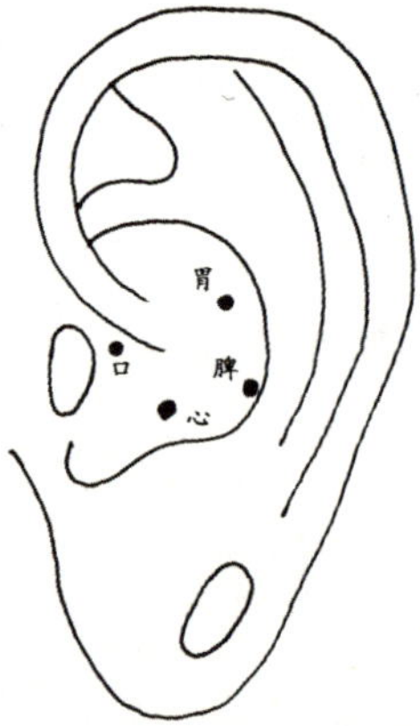

20. 脚冷取穴

取耳穴	示意图
足、肾、心、肝、脾、皮质下	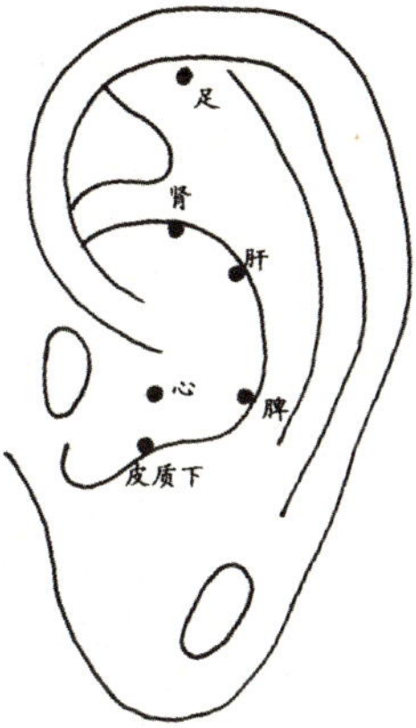

21. 健忘取穴

取耳穴	示意图
皮质下、心、肾、枕、肝	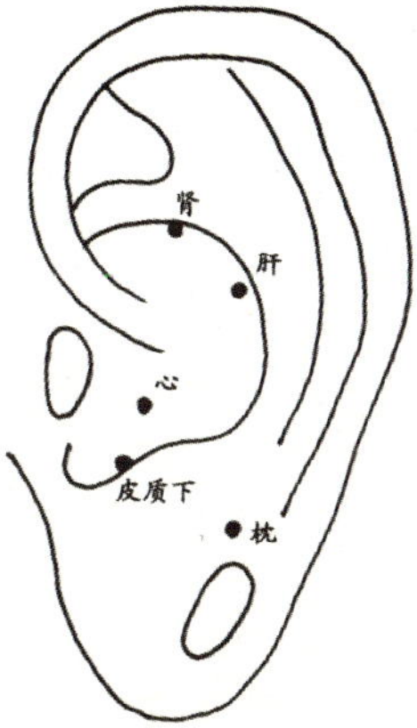

22. 失眠取穴

取耳穴	示意图
神门、皮质下、肾、心、肝、枕	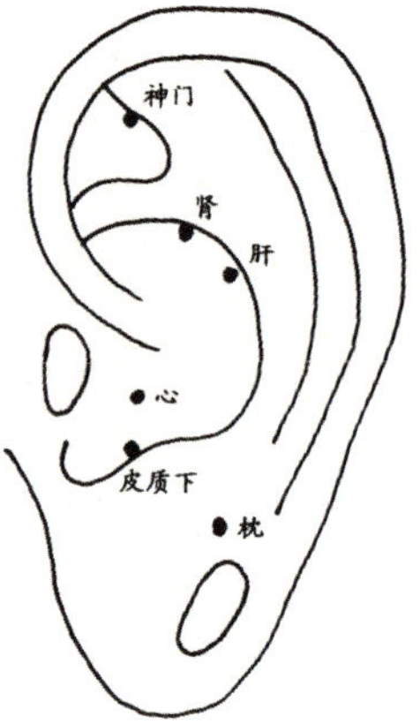

23. 尿血取穴

取耳穴	示意图
肾、脾、肝、膀胱、肾上腺	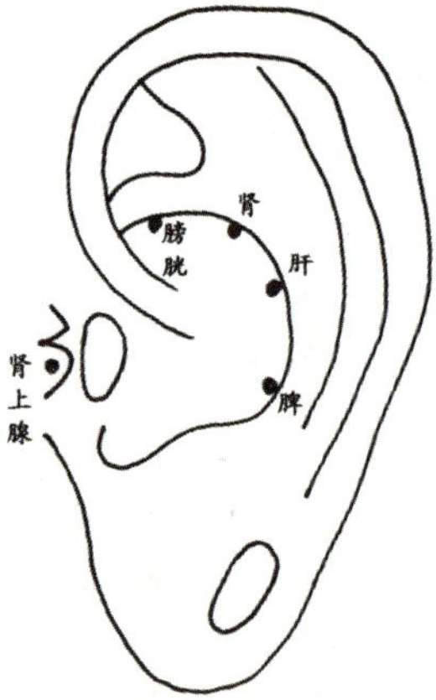

24. 遗精取穴

取耳穴	示意图
子宫、前列腺、肾、肾上腺、枕、皮质下	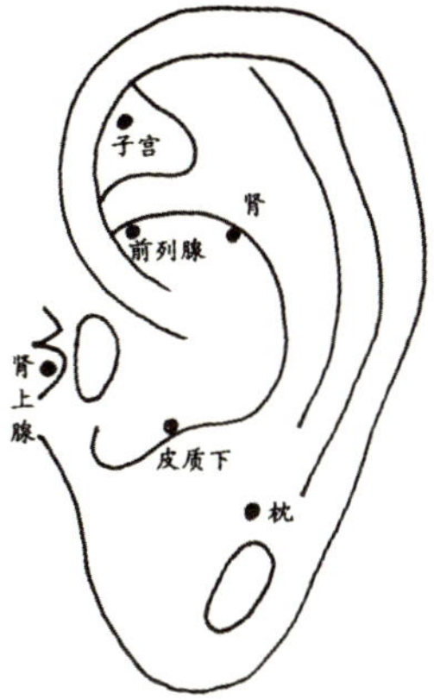

25. 遗尿取穴

取耳穴	示意图
肾、膀胱、皮质下、枕	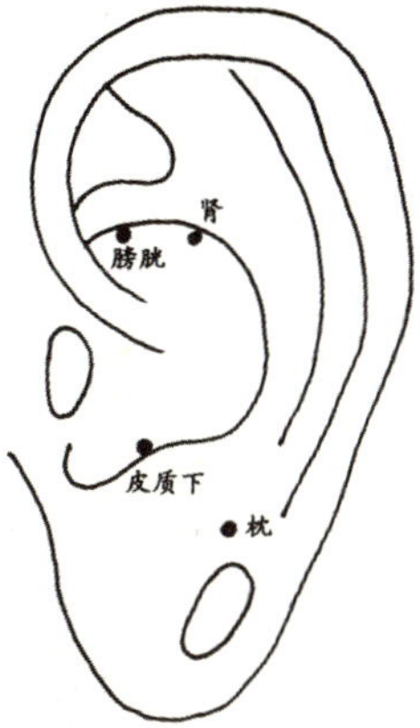

26. 不孕取穴

取耳穴	示意图
子宫、卵巢、肾、肝	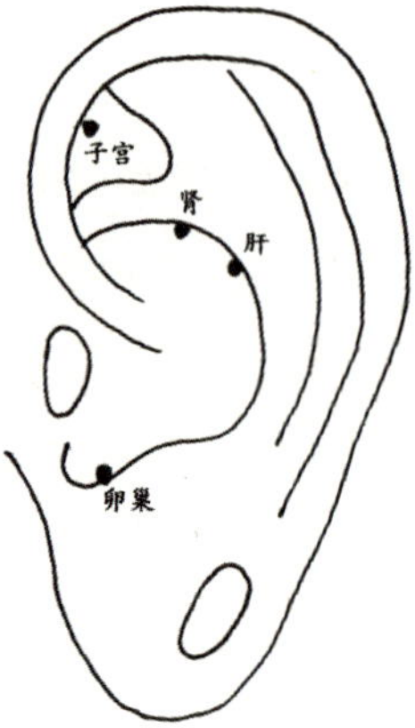

27. 产后无乳取穴

取耳穴	示意图
乳腺、脾、皮质下	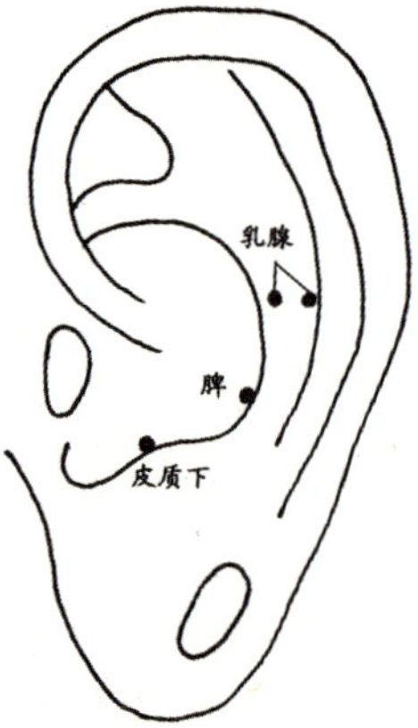

28. 高血糖取穴

取耳穴	示意图
肾、胰、胆、膀胱、神门、肾上腺、内分泌、枕及十分重要的耳后窝（双侧耳垂后方的凹陷处）	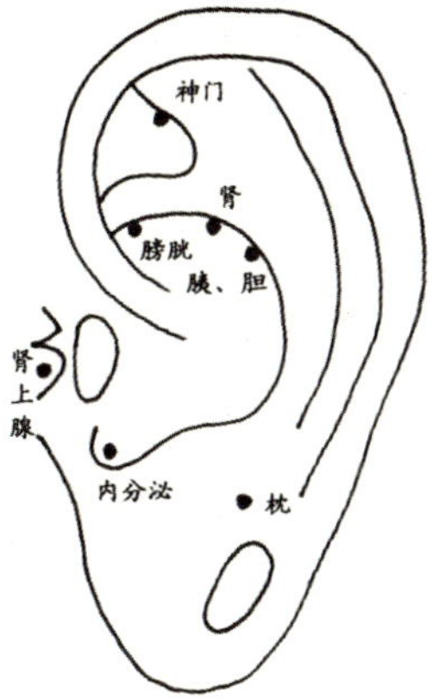

29. 痔疮取穴

取耳穴	示意图
肛门、痔核点、神门	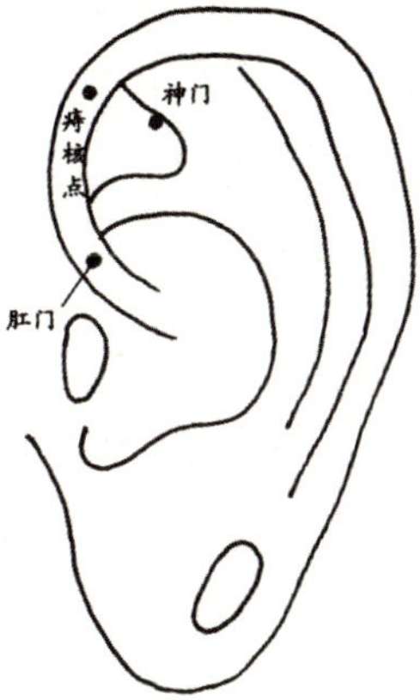

30. 伤寒取穴

取耳穴	示意图
肺、气管、肾上腺、枕	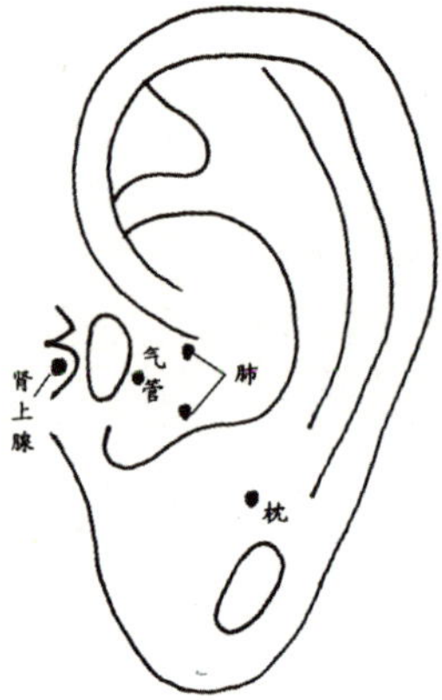

31. 盗汗取穴

取耳穴	示意图
肺、心、肾、肝、脾、皮质下	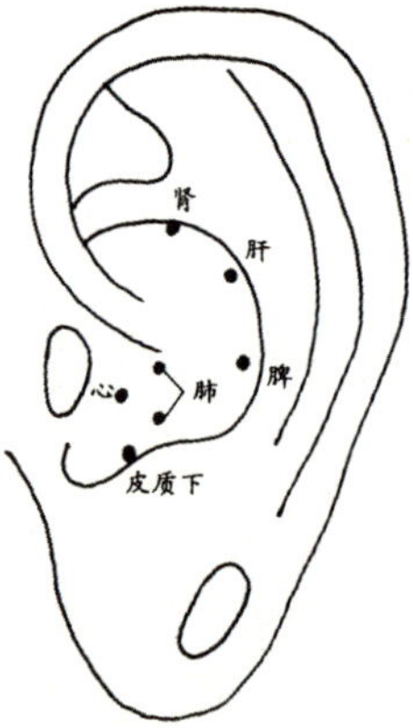

32. 高血压取穴

取耳穴	示意图
心、降压点、交感、神门、耳尖、皮质下、肾上腺及十分重要的耳背降压沟(耳背对耳轮上下脚)	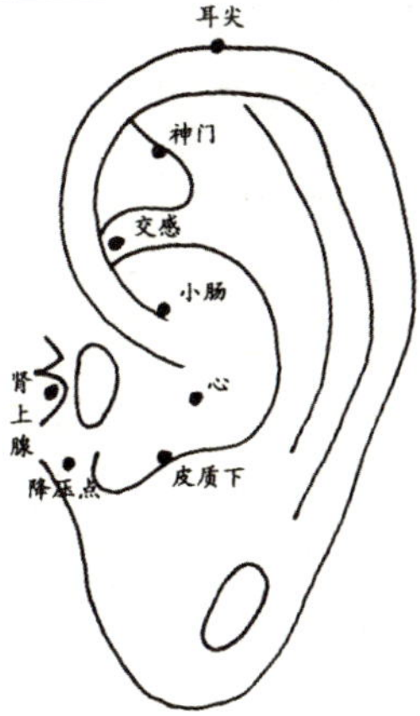

四、艾油灸耳心得

观耳知寿命,摸耳治百病。我,一个50多岁的人,通过一年多的艾油灸耳,感觉生理机能有了很大改善,现将一些切身体会同大家分享。

1. 产生了助眠奇效

睡眠对人的身心健康极其重要。睡得好,才能消除疲劳,恢复体力;睡得好,才能保护大脑,恢复精力;睡得好,才能康复机体,增强免疫力;睡得好,才能延缓衰老,促进长寿。过去,我的睡眠不好,主要有以下几种原因:一是看书写材料太晚后,脑子一时冷静不下来,很容易噩梦不断,不能深睡眠;二是晚上喝了点老烧酒,老是半夜会醒,接下来很难重新入睡,第二天就会精神不振;三是有比较重的工作压力时,总处在浅睡眠状态。后来,经过一段时间的艾油灸耳后，不管什么情况，晚上 11 点睡，都能睡到第二天早上 6 点左右醒。噩梦没有了，半夜醒的情况没有了，浅睡眠状况消失了，每夜都睡得很深。一早醒来，脑子清爽，眼睛明亮。好睡眠，让我美好生活每一天。

2. 解决了腰酸背痛

人，上了一定年纪，总感腰酸背痛。久坐不动腰酸背痛；长途开车腰酸背痛；稍有劳作腰酸背痛。据统计，世界上约有 80% 的人患有不同程度的腰酸背痛。腰酸背痛比其他疼痛更折磨人，发病原因却常常搞不清，致使许多人不断遭受持续或间歇性的腰酸背痛的困扰，从而影响工作，降低生活质量。经过一段时间的艾油灸耳，我没有腰酸背痛的感觉了。再也不怕久坐，不怕开长途车，不怕劳作，似乎又焕发了青春活力。

3. 改善了心脏功能

心脏，为血液流动提供动力，把氧气和营养提供给人的全身器官和组织，让二氧化碳和其他代谢物排出，是人体最重要的器官之一。中医认为，心为君主之官，为生命之本。三年前开始，我的胸口偶有刺痛感，有气短乏力、头晕目眩的症状，体检发现，为窦性心律 I 度房室传导阻滞，虽无大碍，但有不良感觉。自艾油灸耳几个月后，原有的刺痛、乏力、目眩等不良感觉没有了，我深深感到心跳有力。心跳不止，才能生命不息。

4. 修复了肠道机能

肠道是人体重要的消化器官，也是人体最大的排毒器官之一，肠道的状态部分决定人的容颜。我们这些住在黄海边的人，最好的口福是经常能吃到炝梭子蟹。偶尔吃上不新鲜的，我就会拉肚子。开始几次，弄点西药吃吃就好了，次数多了，西药也不管用了，就忌口不吃了，但犯下了慢性肠炎。我大便软，不正常，一早要拉 2

至3次。偶尔馋嘴如吃了炝货,情况会更严重。坚持艾油灸耳后,情况改变了,清早起床,一次排便干净,整天轻轻松松。

5. 缓解了膝关节疼痛

膝关节由股骨下端、胫骨上端和髌骨构成,是人体最大最复杂的关节。在我31岁时,生过一次不大不小的病,叫链球菌感染引发的风湿性关节炎,生病期间,今天左膝盖肿得像馒头,明天变成右膝盖肿得像馒头,每天下午体温39℃,针对性用药是青霉素,连续静脉滴注了29天,体温才恢复正常。但在一年内膝关节仍有疼痛感。20多年过去了,自2016年冬开始,下楼梯时感觉膝关节痛,很多时候下楼梯需要手上用劲,尽量减少膝关节承载力。艾油灸耳5个月左右,这种下楼梯时的膝关节疼痛感没有了,真的很神奇!

6. 提升了免疫力

感冒,又称伤风,是一种常见的急性上呼吸道感染性疾病,致病微生物多为病毒。我这个人,免疫力差,每年冬春季节都会感冒二三次,每次感冒总有发热头痛、咽喉不适、鼻塞流涕、十天半个月疲惫无力等症状和表现。经过一年多的艾油灸耳,我的免疫力得到提升,因此就很少感冒了。

参 考 文 献

［1］ 杜琳.艾灸疗法治百病［M］.太原：山西科学技术出版社,2015.

［2］ 程爵棠.耳穴疗法治百病［M］.郑州：河南科学技术出版社,2017.

［3］ 王红伟,王贵春,黄斌.耳穴疗法：跟“金针”传人看耳识病［M］.南京：江苏科学技术出版社,2012.

［4］ 薛定明.中国耳穴疗法［M］.北京：中医古籍出版社,1994.

［5］ 周尔晋.人体药库学［M］.合肥：合肥工业大学出版社,2016.

［6］ 周尔晋.火柴棒医生手记［M］.合肥：合肥工业大学出版社,2016.

［7］ 郝万山.不生气就不生病［M］.北京：东方出版社,2014.

［8］ 陶然.西医治不好的病［M］.北京：华夏出版社,2016.

［9］ 曾培杰,陈创涛.小郎中学医记［M］.北京：人民军医出版社,2015.

后　记

宇宙浩瀚无边，人体奥妙无穷。实施胚胎形成前的基因编辑，对我们已来到这个世界的人来说已没有机会，但我们可以通过努力，实现基因传导方式的优化。艾油灸耳是人世间一种又好又廉价的激发人体自身免疫力的方法。这种新方法的效果确切而神奇，大家都有机会进行有益的尝试。在本书写作过程中，受到了深圳卫视播出的首都医科大学王鸿谟教授“观耳朵，知长寿”讲座的启发，并承蒙吴金条、成锦如、钱勇等同志的协作，在此表示诚挚的谢意。

另外，特别感谢姜兰新同志为本书题写书名，张宸瑜同志为本书绘制插图。

张伟

2019 年 2 月 28 日